Leonie Kampe

Abwehr

Viele Begriffe, die wir aus der Psychoanalyse kennen, blicken auf eine lange Geschichte zurück und waren zum Teil schon vor Freuds Zeit ein Thema. Einige Begriffe haben längst den Weg aus der Fachwelt hinaus in die Umgangssprache gefunden. Alle diese Begriffe stellen heute nicht nur für die Psychoanalyse, sondern auch für andere Therapieschulen zentrale Bezugspunkte dar.

Die Reihe »Analyse der Psyche und Psychotherapie« greift grundlegende Konzepte und Begrifflichkeiten der Psychoanalyse auf und thematisiert deren jeweilige Bedeutung für und ihre Verwendung in der Therapie. Jeder Band vermittelt in knapper und kompetenter Form das Basiswissen zu einem zentralen Gegenstand, indem seine historische Entwicklung nachgezeichnet und er auf dem neuesten Stand der wissenschaftlichen Diskussion erläutert wird.

Alle Autorinnen und Autoren sind ausgewiesene Fachleute auf ihrem Gebiet und können aus ihren langjährigen Erfahrungen in Klinik, Forschung und Lehre schöpfen. Die Reihe richtet sich in erster Linie an Psychotherapeutinnen und -therapeuten aller Schulen, aber auch an Studierende in Universität und Therapieausbildung.

Unter anderem sind bereits erschienen:

Band 11 Bernhard Strauß: Bindung. 2014.
Band 12 Ludwig Janus: Geburt. 2015.
Band 13 Jürgen Grieser: Triangulierung. 2015.
Band 14 Bernd Nissen: Hypochondrie. 2015.
Band 15 Roland Voigtel: Sucht. 2015.
Band 16 Joachim Küchenhoff: Depression. 2017.
Band 17 Diana Pflichthofer: Trennungen. 2017.
Band 18 Gianluca Crepaldi: Containing. 2018.
Band 19 Thomas Auchter: Trauer. 2019.
Band 20 Mathias Hirsch: Schuldgefühl. 2020.
Band 21 Wolfgang Wöller: Dissoziation. 2020.
Band 22 Timo Storck, Felix Brauner: Körpergefühl. 2021.
Band 23 Petra Holler: Borderline. 2023.
Band 24 Werner Köpp, Tabea A. Tillinger: Essstörungen. 2023.
Band 25 Inge Seiffge-Krenke: Neid. 2024.
Band 26 Kai Rugenstein: Übertragung. 2024.
Band 27 Holger Kirsch, Josef Brockmann: Mentalisieren. 2024.
Band 28 Susanne Döll-Hentschker: Transgenerationalität. 2025.

Band 29 **Analyse der Psyche und Psychotherapie**

Leonie Kampe

Abwehr

Psychosozial-Verlag

Bibliografische Information der Deutschen Nationalbibliothek
Die Deutsche Nationalbibliothek verzeichnet diese Publikation in der Deutschen Nationalbibliografie; detaillierte bibliografische Daten sind im Internet über http://dnb.d-nb.de abrufbar.

Originalausgabe

Gesetzlich vertreten durch die persönlich haftende Gesellschaft Wirth GmbH, Geschäftsführer: Johann Wirth
Walltorstraße 10, 35390 Gießen, Deutschland
06 41-96 99 78 0
info@psychosozial-verlag.de
www.psychosozial-verlag.de

Umschlaggestaltung und Innenlayout nach Entwürfen von Hanspeter Ludwig, Wetzlar
Druck und Bindung: Plump Druck & Medien GmbH
Rolandsecker Weg 33, 53619 Rheinbreitbach, Deutschland
Printed in Germany

ISBN 978-3-8379-3350-5 (Print)
ISBN 978-3-8379-6294-9 (E-Book-PDF)
ISSN 2943-6222 (Print)
ISSN 2943-6230 (Online)

Inhalt

Abwehr als Überlebensprinzip – Vorbemerkung

Das der psychoanalytischen Theorie entstammende Konzept der Abwehr ist in dem klinisch-psychologischen Selbstverständnis bei der Diagnostik von psychischen Störungen, interpersonellen Prozessen und szenischem Verstehen tief verankert. Es beschreibt meist automatisierte psychologische Prozesse, mit denen unangenehme Affekte, Impulse, Gedanken oder auch Tatsachen aus dem Bewusstsein ausgeklammert werden. Wenngleich die therapeutische Arbeit an und mit Abwehr explizit Teil der psychodynamischen Therapien ist (Perry & Bond, 2017), spielt das Verständnis von Abwehr oder verwandten Konstrukten auch in anderen Therapieschulen, beispielsweise der Verhaltenstherapie, eine zunehmend wichtige Rolle (Euler et al., 2019).

Doch auch in alltäglichen Interaktionen findet man Abwehrprozesse mal explizit, mal implizit wieder und nutzt diese – meist ganz automatisiert – zum Klären von Konflikten oder zwischenmenschlichen Situationen. So machen wir einen Witz, wenn wir in Verlegenheit geraten *(Humor)*, geben uns selbst eine schlüssige Erklärung, die uns beschwichtigt, wenn etwas Unangenehmes passiert *(Rationalisierung)*, oder suchen in einem Konflikt den Fehler lieber bei uns selbst, um uns einen Streit zu ersparen *(Wendung gegen das Selbst)*. Bei Versagen beschuldigen wir die Umstände *(Externalisierung)*, bei Angriffen sind die anderen die Bösen *(Projektion)* und wenn wir uns bedroht fühlen, gibt es nur noch für oder gegen mich und keine Zwischenstufen mehr *(Spaltung)* – Abwehr ist in unserem Leben in unterschiedlichsten Formen omnipräsent und meistens auch dringend notwendig.

In der Tat ist die Idee von Abwehr zentral für den Erhalt menschlicher Gesundheit, und das nicht nur psychisch, sondern auch in der Medizin: Wir stärken unser Abwehrsystem, das bei Immunschwäche labil ist und die Infektanfälligkeit erhöht. Auf der einen Seite gibt es benigne Abwehr, die dazu beiträgt, uns gesund zu halten, auf der anderen Seite gibt es fehlgeleitete Abwehr, maligne Prozesse, die dazu führen, dass sich wichtige Zellen selbst zerstören. Diese Analogie aus der Medizin könnte nicht passender sein, sobald wir über die psychologische Definition und Funktion von Abwehr nachdenken, wenngleich wir hier nicht über Zellkörper, sondern automatisierte kognitiv-emotionale Prozesse, sogenannte »Mechanismen« sprechen: Abwehr dient dem Schutz des Ichs im Umgang mit Krisen und bedingt dessen Resilienz. Je stabiler die Abwehr ist – genetisch, erlernt und durch Ressourcen erhalten –, umso tragfähiger ist sie und umso widerstandsfähiger begegnen wir psychischen Krisen. Sind wir jedoch mit einem labilen Set an Abwehrstrategien ausgestattet, vielleicht aus familiären Gründen, aufgrund langjähriger dysfunktionaler Prägungen oder chronischer emotionaler Überlastung, sind wir weniger resilient gegenüber emotionalen Einschlägen. Wir haben weniger adaptive Strategien zur Verfügung, diese »Angriffe« abzuwehren, sodass wir radikaler, aggressiver, mitunter auch verletzt und nachhaltig beschädigt aus Krisen herausgehen.

Die Qualität und Beschaffenheit der Abwehr determiniert folglich in unterschiedlichen Bereichen des Lebens den gesundheitlichen Zustand der Menschen und spielt eine zentrale Rolle in der Psychologie und Psychotherapie. Doch haben der Begriff und das Verständnis von Abwehr über die Zeit unterschiedliche Facetten und Konturen angenommen. Während Freud Abwehr zunächst als funktionales Prinzip bei der Vermittlung zwischen Trieb und Über-Ich definierte, adaptierten unterschiedliche Schulen und Disziplinen das Konstrukt und erweiterten den Wirkraum von Abwehr, definierten sie aus oder assimilierten das Konzept in andere Paradigmen wie Emotionsregulation oder Ressourcen. Hierbei handelt es sich jedoch lediglich um relevante Randbereiche des Phänomens der Abwehr, dessen grundlegendes Verständnis zentral ist für das dynamische Verstehen und Behandeln psychischer Erkrankungen. Insbesondere im interpersonalen Raum spielt die Abwehr eine entscheidende Rolle und bedingt maßgeblich den Verlauf und das Ergebnis von Psychotherapien. Dieser Band zielt darauf ab, einen historischen, empirischen, klinischen und therapeutischen Überblick über das Konzept der Abwehr in der psychodynamischen Tradition und darüber hinaus zu geben.

Definition und Geschichte des Abwehrkonzepts

Abwehr und das Unbewusste – das Problem der Definition

Der Abwehrbegriff geht zurück auf die frühesten Theorien Sigmund Freuds (Freud, 1894, 1905, 1926), in denen er Abwehr als mentalen Prozess und Leistung des Ichs in der Regulation zwischen Begierden des Triebs und Ansprüchen beziehungsweise Grenzen der äußeren Welt beschreibt. In neueren psychoanalytischen Traditionen versteht man Abwehr nicht mehr nur als vermittelndes Prinzip zwischen Es und Über-Ich, sondern als automatisierte Mechanismen der Psyche, die eingesetzt werden, um das Ich vor unangenehmen Zuständen, Gefühlen, Gedanken und Erfahrungen zu schützen und diese aus dem Bewusstsein fernzuhalten, wenn miteinander konfligierende Wünsche, Beziehungserfahrungen oder Gefühle aufeinandertreffen (Cramer, 2015a). Über die Jahre haben die verschiedenen theoretischen Traditionen und Entwicklungen – etwa die Bindungstheorie (Bowlby, 1982 [1969]; Mikulincer et al., 2009) oder die Objektbeziehungstheorie (Kernberg, 1992) – unterschiedliche Mechanismen operationalisiert. In allen herrscht jedoch Einigkeit über die Existenz einer Adaptivitätshierarchie dieser Mechanismen, die von adaptiven über neurotische, maladaptive bis pathologische Mechanismen reicht (Vaillant et al., 1986).

Adaptive Mechanismen beschreiben jene Gruppe von Abwehrmechanismen, die hilfreich sind und gut funktionieren, um das bewusste Ich vor zu vielen negativen Gedanken und Gefühlen zu schützen. Sie zeichnen sich durch Flexibilität, Steuerbarkeit und hilfreiches emotionales Coping aus und stehen im Zusammenhang mit psychischer Gesundheit und allgemeiner Lebenszufriedenheit (Di Giuseppe et al., 2020). Unter den mittlerweile etwas veraltet wirkenden Begriff der *neurotischen* Mechanismen fallen jene, die wir auf einem mittelgradigen funktionalen Niveau verorten würden, was bedeutet, dass sie nur eingeschränkt oder nur bei gelegentlichem Einsatz hilfreich sind. Auch sie dienen dazu, unangenehme Affekte aus dem Erleben auszuklammern, was in der Regel kurzfristig funktioniert, langfristig allerdings mit psychischem Leiden und emotionaler Inflexibilität assoziiert ist (Benítez Camacho et al., 2010). *Maladaptive* oder auch unreife, manchmal auch *primitiv* genannte *interpersonelle* Mechanismen sind spaltungsbasiert und beinhalten häufig projektive oder dissoziative Elemente (Wang et al., 2020). Sie trennen den unangenehmen Affekt vom bewussten Ich ab und nutzen andere Personen, um ihn dorthin auszulagern, was langfristig zu schweren zwischenmenschlichen oder Identitätsstörungen führen kann, wie beispielsweise bei Persönlichkeitsstörungen (Lingiardi et al., 1999). Zuletzt gibt es die Gruppe *pathologischer* Mechanismen, die als solche dysfunktional sind und symptomatische Qualität haben, indem sie zum Beispiel die Wahrnehmung maßgeblich verzerren oder zu spontaner Umsetzung direkter Handlungen führen. Norma Haan, die sich mit den Konzepten Persönlichkeit, Widerstand und Bewältigung beschäftigte, fasste es wie folgt zusammen: »*Eine Person wird bewältigen, wenn sie kann, abwehren, wenn sie muss, und fragmentieren, wenn sie dazu gezwungen ist*« (Haan, 1977, S. 25).

Eine konkrete und abschließende Definition von Abwehr lässt sich nicht ohne Beachtung ihres entstammenden Theoriehintergrunds geben. Auch bei der Frage, was der Gegenstand von Abwehr ist, also was abgewehrt wird, fällt die Antwort darauf je nach theoretischer Ausrichtung unterschiedlich aus: Bei Sigmund Freud ist es in den frühen Schriften die Unlust (1894), dann der Trieb (1905) und später die Angst (1926). Bei Anna Freud (1936) und Otto Fenichel (1945) sind es primär Angst und Schuldgefühle. Charles Brenner (1982) beschreibt, dass die Depression im Zentrum der Abwehr steht, Hartmut Hoffmann (1987) benennt Kränkung als abzuwehrenden Affekt, Leo Wurmser (1990) die Scham, Melanie Klein (1932) die Aggression und Otto F. Kernberg (1975) die Fragmentierung des Selbst.

Abwehr beschreibt folglich psychologische Mechanismen, die dazu dienen, unangenehme bis unerträgliche Affekte und Realitäten aus dem Bewusstsein auszuklammern, sodass das alltägliche Leben nicht von ihnen erschwert wird. Sie hat eine regulierende Funktion und kann darüber hinaus auch in unangenehmen Beziehungssituationen zum Einsatz kommen. Abwehr bezieht sich daher stets auf Aspekte des Selbst und der Beziehungsfähigkeit. Die *American Psychiatric Association* definiert Abwehr wie folgt: »Abwehrmechanismen sind automatische psychologische Prozesse die das Individuum vor Angst und der Wahrnehmung von internen oder externen Bedrohungen oder Belastungen beschützen. Der Abwehrvorgang als solcher ist dem Individuum nicht bewusst« (APA, 1994, S. 751).

Eine bis heute in der Abwehrliteratur zentrale Diskussion ist die kritische Frage danach, ob Abwehrprozesse unbewusst ablaufen. In Freuds ursprünglicher Definition wird der Abwehrvorgang als unbewusster Prozess des Ichs beschrieben. Bei Anna Freuds späteren Ausführungen wird davon nicht abgewichen und auch von kontemporären Forscher:innen[1] bis heute als definitorische Prämisse von Abwehr behandelt (Vaillant, 1971; Cramer, 1991; Steiner et al., 2001). Insbesondere die kontemporäre, zunehmend auch empirische Forschung der Abwehr stellt dies jedoch infrage und argumentiert, dass Abwehr zwar hoch automatisiert, jedoch dem Bewusstsein meist zugänglich geschieht. Verwendet eine Person beispielsweise *Rationalisierung* zur Abwehr einer Kränkung, kann es gut sein, dass ihr die Motivation zum Einsatz dieser Rationalisierung in dem Moment nicht klar ist, doch ist der Einsatz dieser Rationalisierung ein bewusster Prozess, der als solcher erinnert und auch in seiner Funktion besprochen werden kann. Forscher:innen argumentieren ebenfalls, dass Abwehr, wäre sie vollständig unbewusst, auch nicht empirisch messbar wäre. Es scheint jedoch möglich, Menschen nach ihren Abwehrstrategien zu befragen, indem man ihnen abwehrtypische Denk- und Verhaltenskorrelate anbietet und sie dann beschreiben lässt, welche sie davon anwenden, wenn sie unter emotionaler Belastung stehen. Insbesondere die als adaptiv geltenden Abwehrmechanismen wie *Humor*, *Aktivieren von Beziehungen* oder *Sublimierung* werden in der Regel intentional

1 Es wird eine inkludierende Form des Genderns gewählt mit Ausnahme solcher Stellen, an denen die Leserlichkeit stark eingeschränkt werden würde.

eingesetzt und bewegen sich auch im Konzeptraum des später bezeichneten »Copings«, das sich als bewusster und lernbarer Mechanismus zum Umgang mit emotionaler Belastung versteht.

Die empirische Abwehrforscherin Phebe Cramer schlägt daher eine entwicklungsbasierte, funktionale Definition von Abwehr vor, in der sie den unbewussten Gehalt von Abwehr aufnimmt, ihn aber nur noch in Abstufungen voraussetzt. Die Annahme des unbewussten Einsatzes von Abwehr bezieht sich in ihrer Definition auf unterschiedliche Aspekte, von denen einer erfüllt sein muss: 1. Das die Abwehr konstituierende Verhalten ist unbewusst; 2. Das Verhalten ist bewusst, aber seine Abwehrfunktion ist unbewusst; 3. Der Affekt, der die Abwehr ausgelöst hat, ist unbewusst (Cramer, 1991b).

Eine weitere definitorische Unklarheit ist über die Jahre die Frage geworden, wie viele Abwehrmechanismen es eigentlich gibt. Historisch betrachtet kann man sagen, dass mit jeder theoretischen Erweiterung bzw. Beschäftigung mit dem Konzept auch weitere Mechanismen hinzukamen. So war es bei Sigmund Freud zunächst ein Mechanismus (Verdrängung), in späteren Schriften sieben, dann zehn Mechanismen, manche Autor:innen sprechen von bis zu 17 beschriebenen Abwehrvorgängen. Anna Freud formulierte elf, dann 14, George Vaillant 18 Mechanismen und Karl König 24. In der Objektbeziehungstheorie kamen interpersonelle Mechanismen hinzu, sodass gegenwärtige Diagnosesysteme zwischen 20 (etwa im Defense Style Questionnaire, DSQ-40) und 30 (wie in der Defense Mechanism Rating Scale, DMRS-SR-30) Mechanismen operationalisieren. Die definitorische Beschäftigung mit Abwehr setzt daher den jeweiligen Theorierahmen voraus, um Zahl und Ziel einer Definition von Abwehr zu benennen. Die Ursprünge und Entwicklungslinien des Konzepts der Abwehr werden daher im Folgenden mit ihren wichtigsten Stationen beschrieben.

Sigmund Freud und der Ursprung der Abwehr

Abwehrmechanismen finden ihren Ursprung in den psychoanalytischen Theorien von Sigmund Freud, wo sie als regulative Mechanismen zwischen Trieb und Über-Ich-Ansprüchen vermitteln (Freud, 1894). Freud entwickelte das Abwehrkonzept im Rahmen seiner Triebtheorie, in der die Abwehr gegen die Bewusstmachung derjenigen Gedanken gerichtet ist, die an die Triebbegierden geknüpft sind. Freud definierte Abwehr als die »Schranke des Unbewussten«, mit dem Ziel, das Bewusstsein vor überwältigenden Einflüssen zu schützen. Er verwendete zunächst Abwehr synonym zur Verdrängung, was er als ersten Mechanismus beschrieb. Die Leistung der Verdrängung besteht nach Freud darin, die mit dem Ich nicht kompatiblen Inhalte aus dem Bewusstsein auszuklammern, was in Freuds Modell schlussendlich in Psychopathologie resultiert. Mit der Entwicklung von der Triebtheorie (Freud, 1905) hin zu dem Strukturmodell der Instanzen (1923) beschreibt Freud nicht mehr die Triebe als abzuwehrendes Element, sondern die Spannung des *Ichs* zwischen den Instanzen des begierigen (libidinösen) oder aggressiven *Es* und dem strafenden, ansprüchlichen, bewertenden *Über-Ich*. Damit erweiterte er das Konzept der Abwehr in ein allgemeineres, regulatives Prinzip, das nicht mehr nur den Trieb und die Impulse kontrolliert, sondern auch den unerträglichen Angstaffekt abwehrt. Hier definiert er die Abwehr erstmalig als Ich-Funktionen, was seine Tochter Anna Freud (1992 [1936]) später weiter ausarbeitete. So entwickelte sich Freuds Verständnis von Abwehr von der Verarbeitung des Triebkonflikts hin zu dem Regulativ des Instanzenkonflikts, was dazu führte, dass Freud nun auch weitere verdrängungsbasierte Mechanismen formulierte, wie beispielsweise in seinem Werk *Der Witz und seine Beziehung zum Unbewussten*: *Humor, Verzerrung, Verschiebung, Verdrängung, Unterdrückung, Fantasie und Isolierung.* In *Triebe und Triebschicksale* beschreibt er die Entstehung der Neurose als den Umgang mit den Trieben durch verschiedene Arten der Abwehr und benennt weitere Mechanismen wie die *Sublimierung, Verkehrung ins Gegenteil*, *Wendung gegen das Selbst*, *Regression*, *Verschiebung* und *Reaktionsbildung*. In seinen Werken ordnet Freud außerdem spezifische Mechanismen den unterschiedlichen Neurosen zu: die Konversion und Verdrängung der Hysterie; Reaktionsbildung, Isolierung und Ungeschehenmachen der Zwangsneurose; Projektion der Paranoia etc.

Abwehr ist in den späteren Werken von Sigmund Freud folglich ein funktionaler Begriff, der jedoch stets mit dem Entstehen und Aufrechterhalten von Neurose und damit Psychopathologie verbunden ist. Insbesondere die Übertragungsbeziehung sieht Freud als Ort des Erkennens der Abwehr und damit als das Tor zum Unbewussten. Doch hat bereits Freud auch eine wertschätzende Perspektive auf Abwehr, indem er Abwehr als »Schutzmaßnahmen des Ichs« (Freud, 1962) beschreibt.

Abwehr in Anna Freuds Ich-Psychologie

Mit ihrem Grundlagenwerk der Psychologie *Das Ich und die Abwehr* von 1936 knüpfte die älteste Tochter Sigmund Freuds an die theoretischen Arbeiten ihres Vaters an und entwickelte sie auf vielen Ebenen weiter. Mit ihrem Fokus auf die Entwicklungsdimension von Abwehr als Ich-strukturelle Progressionsleistung gilt sie als Begründerin der Ich-Psychologie und eine wichtige Persönlichkeitsentwicklungstheoretikerin. Sie formulierte zunächst elf und später 14 Mechanismen, die sie auf unterschiedlichen Reife- bzw. Entwicklungsstufen verordnete (A. Freud, 1992 [1936]).

Die zentralen Weiterentwicklungen im Feld der Abwehr durch Anna Freud sind die Loslösung des Konzepts von Psychopathologie sowie ihr Arbeiten zu unterschiedlichen Adaptivitätsniveaus der Abwehr. Sie betonte in ihren Arbeiten die Adaptivität von Abwehrmechanismen und deren Notwendigkeit zum Erhalten des psychischen Gleichgewichts. Dabei war sie auch die erste, die Abwehr nicht nur im neurotischen Raum verortete (zwischen den beiden Instanzen), sondern diese auch als Vermittlerin von Realgefahren zum Beispiel in Beziehungen beschrieb oder von anderweitigen Angriffen auf das Ich, die Unbehagen auslösen (z. B. Kränkungen, Verlust etc.). Abwehr wird nach Anna Freud erst dann zum Problem, wenn diese unflexibel, überdauernd und nicht entwicklungsadäquat eingesetzt wird. Damit ergänzte sie die Abwehrtheorie um eine entwicklungspsychologische Perspektive, indem sie darauf verwies, dass bestimmte Mechanismen eine bestimmte Entwicklungsreife voraussetzen, z. B. ein Kind erst in der Lage sein muss, sich selbst wahrzunehmen und sich von anderen unterscheiden zu können, um dann Mechanismen wie Projektion anzuwenden. Anders als ihr Vater, der bestimmte

Mechanismen bestimmten Neurosen zuordnete, unterschied Anna Freud zwischen reifen, intrapsychischen Mechanismen und unreifen, interpersonellen Mechanismen. Diese Unterscheidung wird bis heute vorgenommen und korrespondiert mit der Reife des Strukturniveaus der Persönlichkeit, was sich unter anderem auch in der neusten Auflage der Operationalisierten Psychodynamischen Diagnostik (OPD-3) widerspiegelt.

In der Tradition der Ich-Psychologie wurden die entwicklungstheoretischen Annahmen zu Abwehrmechanismen von Anna Freud auch von späteren Vertreter:innen aufgegriffen. Otto Fenichel (1945) beispielsweise nahm ebenfalls eine Hierarchisierung von Abwehrmechanismen vor, indem er sie auf unterschiedlichen Entwicklungsniveaus verordnete: unreifere Mechanismen schrieb er früheren Entwicklungsphasen zu, reifere Mechanismen späteren Phasen. Nach Fenichel entstehe Psychopathologie dann, wenn Defizite in der emotionalen Entwicklung eines Menschen vorliegen, sodass diese auf altersinadäquate Mechanismen zurückgreifen. Ebenfalls in der Tradition der Ich-Psychologie erweiterte Hartmut Hoffmann später die theoretischen Abhandlungen zur Abwehr, indem er den Gegenstand dieser um Affektzustände erweiterte und sich damit noch deutlicher von Sigmund Freuds ursprünglichen Arbeiten zur Abwehr abhob. Nach Hoffmann dient Abwehr insbesondere dem Umgang mit bedrohlichen Affekten (Angst, Scham, Trauer, Wut, Neid etc.) und er unterscheidet dabei, dass sowohl die Qualität des Affektes als auch die Intensität des Affektes das überfordernde Element sein können.

So haben die Vertreter:innen der Ich-Psychologie zentrale Weiterentwicklungen zum Verständnis und Konzept der Abwehr beigetragen: Es ist nun möglich, 1. Abwehr als gesunden und notwendigen Entwicklungsprozess zu verstehen, dabei 2. in Anlehnung an die Entwicklungsstufen des Ichs zwischen Mechanismen unterschiedlicher Reife (Adaptivität) zu unterschieden und 3. den Gegenstand der Abwehr herausgelöst aus dem neurotischen (Trieb- oder Instanzen) Konflikt hin zu den unangenehmen oder bedrohlichen Affekten zu erweitern. Insbesondere das Paradigma der Adaptivität von Abwehr ist bis heute eine grundlegende Annahme und mittlerweile auch empirisch bestätigt.

Abwehr in der Objektbeziehungstheorie

Mit dem Aufkommen der Objektbeziehungstheorie verschob sich das Interesse des Verständnisses menschlicher Prozesse weg von einer Ein-Personen- hin zu einer Zwei-Personenpsychologie. Die Objektbeziehungstheorie ist eine psychoanalytische Theorie, die sich auf die Bedeutung früher Beziehungen und deren Einfluss auf die Entwicklung des Selbst und die psychische Gesundheit konzentriert. Auch in dieser theoretischen Strömung ist das Prinzip Abwehr von besonderer Bedeutung, jedoch rücken hier Mechanismen in den Vordergrund, die sich im unbewussten Beziehungsraum zwischen zwei Menschen abspielen.

Aus klinischer Perspektive prägte die Objektbeziehungstheorie insbesondere das Verständnis der sogenannten »primitiven Abwehrmechanismen«, die bei einer gestörten Persönlichkeitsentwicklung das Selbst- und Beziehungserleben maßgeblich beeinträchtigen. Der Theorie nach setzen frühe Spaltungsmechanismen ein, wenn die zwischenmenschlichen emotionalen Beziehungen mit den Bezugspersonen von unvereinbaren Realitäten, stark negativen Affekten, bedrohlichen Situationen oder schweren Vernachlässigungen geprägt sind. Das Kind, oszillierend zwischen existenzieller Angewiesenheit und Liebesbedürftigkeit auf der einen und Gewalt, Hass, Entwertung oder Vernachlässigung auf der anderen Seite, macht unvereinbare Erfahrungen mit den frühen Bezugspersonen (z. B. starke Wechsel bei den Eltern zwischen versorgendem und vernachlässigendem bis gewalttätigem Verhalten), die es auch auf das Selbstbild anwendet (»Ich bin liebenswert« versus »Ich bin wertlos«). Diese extremen Realitäten sind für die kindliche Psyche nicht zu vereinbaren und werden – im Dienst der Nähe – voneinander abgespalten. So kann das Kind weiterhin Nähe, Zuwendung und Versorgung von der ebenfalls gewalttätigen Bezugsperson annehmen, indem es die Bezugsperson gespalten in zwei unterschiedliche Objektrepräsentanzen verarbeitet: die liebevolle, zugewandte versus die missbräuchliche, abgewandte, verachtende Bezugsperson. Würde das Kind diese Spaltung nicht einsetzen, wäre ein emotionales Überleben in solchen Kindheitssituationen nicht möglich, da es in den »guten Momenten« die überlebensnotwendige Versorgung und zeitweise Zuwendung nicht annehmen könnte.

In diesen frühen Objektbeziehungserfahrungen wird somit der Grundstein zur gespaltenen Verarbeitung (mittels des Mechanismus der *Spaltung*) gelegt, der, wenn dem Kind im Laufe der Jahre keine verbesserten Entwicklungschancen angeboten werden (wie etwa eine Therapie, gute Ersatzbeziehungen durch weitere Bezugspersonen oder eine frühe Herausnahme aus einer missbräuchlichen Situation), bis ins Erwachsenenalter vorherrscht. Ist dies der Fall, geht man in der Objektbeziehungstheorie davon aus, dass die Entwicklung der Persönlichkeit elementar in ihrer Funktionalität gestört wurde, sodass diese Menschen im Erwachsenenleben unter erheblichen funktionalen Einschränkungen leiden. Menschen, die an diesen Entwicklungsdefiziten bis ins Erwachsenenalter leiden, fallen diagnostisch dann in die Gruppe der Persönlichkeitsstörungen. So ist das zentrale Diagnosekriterium der Borderlinestörung die gespaltene Selbst- und Objektwahrnehmung, die der Störung der Integration der Identität, dem dysfunktionalen Umgang mit Gefühlen und Aggressionen sowie den gravierenden Problemen in der Beziehungsgestaltung zugrunde liegt.

Der frühe Abwehrmechanismus der *Spaltung* stellt folglich aus entwicklungspsychologischer Sicht ein grundlegendes Hemmnis zur Ausbildung integrativer Fähigkeiten dar, was eine Kette von weiteren »primitiven« Abwehrmechanismen zur Folge hat: Um die spaltungsbasierte Wahrnehmung aufrechtzuerhalten, müssen unvereinbare Realitäten *rudimentär verleugnet* und negative Anteile aus dem Selbst heraus und in andere *hineinprojiziert* werden, bis diese vollständig mit ihnen *identifiziert* sind (auch im Sinne einer Verschiebung von Täter-Opfer-Dyaden). Verantwortung für eigenes Handeln kann nicht als dem Ich zugehörig erlebt werden und wird *externalisiert*; die Welt wird als *verfolgend*, unberechenbar und überfordernd wahrgenommen, sodass *Dissoziation* die einzige der Psyche zur Verfügung stehende Lösung ist. Das Konzept der Abwehrmechanismen ist folglich das zentrale Entstehungsmodell von Persönlichkeitsstörungen und insbesondere durch die Arbeiten der Objektbeziehungstheorie geprägt worden. Wesentliche Beiträge zur Theorie und dem klinischen Verständnis von Abwehrmechanismen haben Melanie Klein, Donald W. Winnicott, Wilfred R. Bion und Otto F. Kernberg geleistet, auf die im Folgenden kurz einzeln eingegangen wird.

Melanie Klein ist eine der Begründerinnen der Objektbeziehungstheorie und hat eine umfassende Theorie der Abwehrmechanismen entwickelt, die sich auf die frühkindlichen Erfahrungen konzentriert. Mit dem Konzept der »paranoid-schizoiden Position« formulierte Klein eine abwehrbasierte innere Wahrnehmungs- und Verarbeitungsorganisation, in der primitiv-projektive Mechanismen gegen früheste Ängste arbeiten und die für das Entstehungsverständnis und die Therapie von Persönlichkeitsstörungen von großer Bedeutung ist. Melanie Klein arbeitete dabei die zentrale Bedeutung der *Introjektion, Projektion* und *Spaltung* in der frühesten Kindesentwicklung heraus, die dann im Laufe der Entwicklung durch Ausreifung überwunden werden. Bei Menschen mit Persönlichkeitsstörung beschreibt Klein jedoch das pathologische Verhaften in dieser »paranoid-schizoiden Position«, die sich namensgebend durch ihre spaltungsbasierten, projektiven und introjizierenden Abwehrvorgänge auszeichnet (genauere Beschreibung der Mechanismen unter Abwehr bei Persönlichkeitsstörungen). In Kleins Ausführung gewinnt der Abwehrvorgang der *Projektiven Identifizierung* eine zentrale Bedeutung: wenn eigene, unbewusste Wünsche, Affekte oder Motivationen auf eine andere Person projiziert werden, die diese dann in einer Weise als ich-synton erlebt (also sich damit identifiziert), sodass die Projektion Realität wird. Ein Beispiel für das Wirkprinzip der Projektiven Identifizierung ist ein Mensch, der seine eigenen aggressiven Gefühle auf eine andere Person projiziert und diese Person dann als aggressiv erlebt und entsprechend behandelt, sodass diese sich dann selbst als aggressiv erlebt und ggf. auch verhält. Die Beschreibung der »paranoid-schizoiden Position« fasst das Resultat dieses Abwehrvorgangs zusammen: Andere Menschen werden durchgängig als unberechenbar und bedrohlich erlebt (paranoid) und das eigene innere Erleben als unverbunden, abgespalten und im Rückzug geschützt verarbeitet.

In Kleins Ausführungen ist das Ziel die Weiterentwicklung zum Erreichen der »depressiven Position« als wichtigstem Reifeschritt. Die depressive Position fußt auf der Ausbildung eines psychischen Binnenraums, in dem Affekte und Repräsentanzen symbolisiert und gehalten werden können und dem Ich bzw. dem Objekt angemessen zugeordnet werden können. Als Nachfolge auf die paranoid-schizoide Position hat die depressive Position reparativen Charakter: Nach der Integration von guten und bösen

Aspekten eines Objekts entwickelt das Individuum den Wunsch, das beschädigte Objekt zu reparieren und zu schützen. Ein Beispiel dafür ist ein Kind, das sich schuldig fühlt, seine Mutter in seiner Fantasie angegriffen zu haben, und versucht, diese durch fürsorgliches Verhalten wieder gutzumachen.

Donald W. Winnicott betonte die Bedeutung der Mutter-Kind-Beziehung und entwickelte das Konzept des »wahren Selbst« und des »falschen Selbst«. Abwehrmechanismen spielen in seiner Theorie eine zentrale Rolle bei der Entwicklung des falschen Selbst: Dieses entwickelt sich als eine Abwehr gegen die Angst, die eigenen authentischen Bedürfnisse und Gefühle auszudrücken. Ein Beispiel wäre ein Mensch, der ständig die Erwartungen anderer erfüllt und seine eigenen Bedürfnisse unterdrückt, um Akzeptanz zu finden. Aus Angstabwehr entsteht so eine Charakterformation, die als das »falsche Selbst« verstanden werden kann und – wenn es zu Leidensdruck führt, da es per se nicht als pathologisch zu verstehen ist – in der Therapie als solches aufgedeckt und überwunden werden muss.

Wilfred R. Bion beschäftigte sich mit Abwehrmechanismen insbesondere im Zusammenhang mit der Verarbeitung von Erfahrungen und Emotionen. Er prägte den Begriff des »Containments«, also die Fähigkeit eines empfangenden (containenden) Objekts, primärprozesshafte Zustände in verarbeitbare integrierte Prozesse umzuwandeln. Bion beschrieb, wie die Fähigkeit einer Person (Container) zur Verarbeitung und Integration emotionaler Erfahrungen (contained) zu gesunden (oder ist dieser Prozess gestört: zu pathologischen) Abwehrmechanismen führen kann: Das containende Objekt nimmt die »unverdaulichen« Affekte des Subjekts auf, mentalisiert, repräsentiert und symbolisiert diese und gibt sie dem Subjekt auf bekömmliche Weise wieder zurück. Diese Prozesse geschehen vielfach, wenn beispielsweise Eltern den undifferenzierten Affekt ihres Kindes beruhigen. Ein Beispiel für eine gestörte Container-Contained-Beziehung wäre folglich ein Kind, dessen Mutter nicht in der Lage ist, seine Angst zu beruhigen, was dazu führt, dass das Kind diese Angst als unintegriert, überwältigend und undifferenziert erlebt. Wird eine unerträgliche emotionale Erfahrung nicht auf diese Weise verarbeitet, kommt primitive Abwehr wie Projektive Identifizierung zum Einsatz, um diese aus dem Bewusstsein zu entfernen.

Otto F. Kernberg fokussierte sich in seinen Theorien insbesondere auf Abwehrmechanismen bei schweren Persönlichkeitsstörungen und entwickelte daraus eine differenzierte Sicht auf die Dynamiken von Menschen mit Borderline-Persönlichkeitsorganisation. Er betont die Rolle »primitiver Abwehrmechanismen« im Zusammenhang mit den Schwierigkeiten bei der Integration von Selbst- und Objektrepräsentanzen. Wie Melanie Klein betont auch Kernberg die zentrale Rolle der *Spaltung* bei Borderlinepatient:innen, die sich klinisch darin zeigt, dass andere Personen und Situationen als entweder *völlig gut* oder *völlig schlecht* wahrgenommen werden, ohne die Fähigkeit, auch ambivalente Gefühle zu integrieren. Dabei fungiert die Spaltungsabwehr nicht mehr als Brücke zwischen Bewusstem und Unbewusstem, sondern trennt Erfahrungsbereiche und Affektzustände voneinander ab, die nicht mehr miteinander in Verbindung treten dürfen (Küchenhoff, 2014). Als ein Beispiel beschreibt Kernberg den schnellen Wechsel zwischen *Idealisierung* und *Entwertung* als zentrale Manifestation der Spaltung. Borderlinepatient:innen neigen dazu, Menschen, die sie als Quelle von Unterstützung und Sicherheit erleben, zu idealisieren. Sobald diese Menschen jedoch ihre Erwartungen nicht mehr erfüllen, werden sie entwertet und ihnen die Bedeutung entzogen, damit sie weniger schädlich sein können. Dies geschieht auch in der therapeutischen Beziehung. Außerdem ist auch in Kernbergs Theorie die *Projektive Identifizierung* ein zentraler Mechanismus. Darüber hinaus beschreibt Kernberg kontrollierendes Verhalten als Abwehrvorgang bei Menschen mit Persönlichkeitsstörung, um sich in der paranoid verarbeiteten Welt vermeintlich Sicherheit durch Aggression zu schaffen. Diese Form der ausagierten Abwehr intendiert, andere Menschen und die Umgebung durch Macht und Kontrolle zu beherrschen, um Gefühle von Hilflosigkeit und Angst zu vermeiden. Es wird deutlich, wie notwendigerweise auch immer die Außenbeziehungen von den inneren Zuständen und Abwehrvorgängen bei Menschen mit Persönlichkeitsstörungen in Mitleidenschaft gezogen werden und dadurch selbst zu einem Symptomfeld und Destabilisierung werden.

In Kernbergs Modell der Persönlichkeitsorganisation (Kernberg, 1967, 1992) ist die maladaptive Abwehrstruktur daher eine wesentliche diagnostische Komponente. Kernberg beschreibt die Verwendung dieser maladaptiven Abwehrstruktur als die zentrale psychische Dimension, die zwischen den sogenannten »neurotischen Störungen« und den schweren Persönlichkeitsstörungen auf »borderline Organisationsniveau« unterscheidet. In seinem diagnostischen Modell der Persönlichkeitsorganisation (Abb. 1) versteht Kernberg die Dimensionen der Persönlichkeit als Kontinuen, auf denen Menschen anhand der Reife ihrer Integration abgebildet werden können.

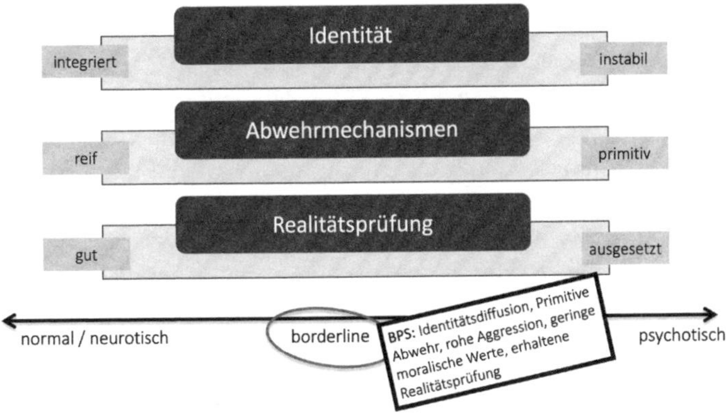

Abb. 1: Die Borderlinestörung im Modell der Persönlichkeitsorganisation nach Kernberg

Kernbergs Arbeit erweitert damit die Objektbeziehungstheorie durch eine detaillierte Untersuchung der Abwehrmechanismen bei schweren Persönlichkeitsstörungen, insbesondere der Borderline-Persönlichkeitsstörung, und ein operationalisiertes diagnostisches Modell. Die Veränderung der primitiven Abwehrstruktur ist eins der zentralen Anliegen der auf seinem Modell basierenden Übertragungsfokussierten Psychotherapie (Yeomans et al., 2015).

Abwehr in der Bindungstheorie

Die nicht nur in der Psychoanalyse, sondern insbesondere auch in der Entwicklungspsychologie prominente Bindungstheorie wird vom Psychoanalytiker und Arzt John Bowlby begründet, der mit seiner Trilogie *Attachment and Loss* (1982 [1969], 1973, 1980) ein bis heute viel zitiertes Standardwerk zur menschlichen Entwicklung beitrug. In der Bindungstheorie beschreibt Bowlby das evolutionäre Bedürfnis nach Bindung bei einem Säugling zur Sicherung seines Überlebens. Der Säugling, so Bowlby, verfügt über ein angeborenes Bindungssystem, also spezifische Verarbeitungsmodi und Verhaltensweisen, um die Nähe zu einer Bezugsperson herzustellen und aufrechtzuerhalten. Das Bindungssystem wird insbesondere in belastenden und angstauslösenden Situationen aktiviert und hat ein spezifisches Bindungsverhalten zur Folge, durch das der Säugling die Bezugsperson als sichere Basis nutzen kann. Diese braucht das Kleinkind für eine ungestörte Entwicklung, da die Möglichkeit zur freien Exploration seines Lebens- und Lernumfeldes auf der uneingeschränkten Möglichkeit fußt, immer wieder zur sicheren emotionalen Basis zurückzukehren. Die Gewährleistung dieser sicheren Basis hängt jedoch fundamental von der Sensitivität und Feinfühligkeit der Bezugspersonen ab. Stellen diese das sichere Fundament hinreichend sensibel zur Verfügung (indem sie *prompt*, *angemessen* und *hilfreich* auf die emotionalen Bedürfnisse ihres Kindes reagieren), verinnerlicht das Kind diese hilfreichen Angebote, überträgt sie intuitiv auf weitere Situationen und setzt später diese gelernten Hilfestellungen selbstständig um. Aus der Summe der Erfahrungen der Bindungsinteraktionen entsteht ein inneres Arbeitsmodell, was dann als eine Erwartungs- und Handlungsvorlage dient, wie ein Mensch später auf Bindungswünsche reagiert und sich verhält, um eine positive Antwort auf seine Bindungsbedürfnisse zu erhalten. Während grundlegend positive Erfahrungen zu einer vertrauensvollen Repräsentanz von Bindungspersonen und einem positiven Selbstbild führen, ziehen wiederholt negative Erfahrungen ein instabiles Erleben von Beziehungen nach sich und führen zu keiner Internalisierung von Sicherheit in emotionalen Zuständen und einem insgesamt abgewerteten, negativen Selbstbild, was bei Bowlby als Zustand der unsicheren Bindung beschrieben wird. Dabei sind Abwehrprozesse von zentraler Bedeutung, die die Verarbeitung dieser negativen Erfahrungen bedingen. Für Bowlby ist die Genese der Abwehr auf repetitive Bindungsfrustrationen zurückzuführen und ihre Entwicklung und Ausbildung stets im Zusammenhang mit den Erfahrungen mit den Bezugspersonen in Situationen emotionaler Belastung zu verstehen. Hiermit unterscheidet sich die bindungstheoretische Konzeptualisierung von Abwehr wesentlich von beispielsweise Freuds Prinzip der Abwehr als Vermittlungsfunktion zwischen Trieb und Über-Ich. Bowlby sieht Abwehr als die zunächst adaptive Möglichkeit, Nähe zu den Bindungspersonen aufrechtzuerhalten, auch wenn diese sich zurückweisend oder ambivalent verhalten. Er unterscheidet dabei zwischen drei grundlegenden Bindungskategorien, die das Resultat unterschiedlicher Arbeitsmodelle auf Basis verschiedener Bindungserfahrungen sind: *sichere*, *unsicher-vermeidende/distanzierte* und *unsicher-ambivalente/verstrickte* Bindung.[2] Bei der *sicheren Bindung* müssen keine Abwehrprozesse stattfinden, wenn es darum geht, Bindungserfahrungen zu verarbeiten, da diese in der Regel hilfreich, zugewandt und entsprechend dem kindlichen Bedürfnis nach Nähe erfolgten. Der *vermeidenden/distanzierten Bindung* hingegen gehen emotional zurückweisende, entwertende oder bedingungsvolle Erfahrungen, der *ambivalenten/verstrickten Bindung* unzuverlässige, überinvolvierende und parentifizierende Erfahrungen mit den Bezugspersonen voraus, die durch jeweils unterschiedliche Abwehroperationen kompensiert werden müssen. Insbesondere bei häufigen Zurückweisungen der Bindungswünsche eines Kindes durch abweisende und entwertende Bezugspersonen spricht Bowlby von einem unbewussten Vorgang der Unterdrückung des Bindungswunsches des Kindes »im Dienste der Nähe«. Die verinnerlichte Beziehungserfahrung wird zu einem »inneren Arbeitsmodell« und führt im Erwachsenenalter auch in anderen Beziehungen zur Unterdrückung von Gefühlen und Beziehungswünschen, einer idealisierten Wahrnehmung der Bezugspersonen und/oder zu einer emotionalen Abspaltung, was im Erwachsenenalter den unsicher-distanzierten Bindungsstil charakterisiert. So haben bestimmte Abwehrmechanismen auch in der Bindungstheorie ihren Ursprung in der Verarbeitung frühester unguter Beziehungserfahrungen. Die Konzepte von Bindung und Abwehr hängen folglich eng zusammen und speisen sich wechselseitig auseinander – die Abwehr entstehungstheoretisch aus den Bindungserfahrungen, die Bindungskategorien defini-

2 Hierbei beziehen sich die Beschreibungen »vermeidend« und »ambivalent« auf die kindlichen Bindungsverhaltensweisen und die Beschreibungen »distanziert« und »verstrickt« auf die späteren, erwachsenen Repräsentationen der jeweiligen Bindungskategorie.

torisch aus den unterschiedlichen Abwehrformationen im Zusammenhang mit den Bindungserfahrungen.

Auch die jüngste empirische Studienlage zu Bindung und Abwehr legt die Nähe der beiden Konzepte nahe. In einem eigenen laufenden Forschungsprojekt unter dem Titel »Attachment, Defenses, and Personality« untersuchen wir diesen Zusammenhang in einer großen klinischen Stichprobe. Es wurde das Adult Attachment Interview (AAI; George et al., 1985) zur Bindungsdiagnostik und ein multimethodischer Ansatz zur Erfassung der Abwehr verwendet. Untersucht wird, ob sich die von Bowlby postulierten Bindungskategorien empirisch nachweislich aus unterschiedlichen Abwehrmechanismen konstituieren – die Bindungstheorie folglich eine Theorie zur Entstehung und Phänomenologie von Abwehrmechanismen und -prozessen ist (Kampe & Buchheim, 2023). Gefunden wurde, dass sich einzelne Abwehrmechanismen besonders prominent bei spezifischen Bindungstypen wiederfinden: Eine hohe Ausprägung von adaptiven Mechanismen wie *Humor, Sublimierung, Antizipation* und *Aktivieren von Beziehungen* bei der *sicheren Bindung*; *Idealisierung, Entwertung, Rationalisierung, Affektisolierung, autistische Fantasien* und *Intellektualisierung* bei der *distanzierten Bindung*; *Regression, Acting-out, Projektive Identifizierung, Pseudo-Altruismus* bei der *verstrickten Bindung;* und *Dissoziation, Spaltung, Affektisolierung,* und *Acting-out* bei Menschen mit *Bindungstraumatisierung* (Kampe et al., Publikation in Vorbereitung). Es ist also sowohl theoretisch als auch empirisch eine konzeptuelle Nähe zwischen Bindung und Abwehr festzustellen.

Nichtsdestotrotz haben Abwehr- und Bindungstheorie historisch ein gespaltenes Verhältnis zueinander. Mit seinen theoretischen und klinischen Arbeiten geriet Bowlby mit mehreren vorherrschenden Denkrichtungen in Konflikt: Durch seine Betonung der Bedeutung von Umwelteinflüssen (jenseits von intrapsychischen Entwicklungen und Fantasien) überwarf er sich mit den Vertreter:innen der Objektbeziehungstheorie, mit denen er zuvor eng zusammengearbeitet hatte. Gleichfalls stieß er bei den Behaviorist:innen auf Ablehnung, da der Schwerpunkt seiner Theorie auf Einflussfaktoren beruhte, die nicht zu beobachten waren. Auch Anna Freud stand der Bindungstheorie kritisch gegenüber, was insbesondere an Bowlbys uneindeutiger theoretischer Orientierung, aber auch an grundlegenden klinisch-theoretischen Dissensen lag, wie beispielsweise der Frage der Austauschbarkeit der Mutterbeziehung durch Ersatzbezugspersonen, was Freud als durchaus möglich, Bowlby jedoch als Ursprung von schweren Entwicklungsstörungen verstand. Bis heute gilt sie nicht als psychoanalytische Theorie und wird am ehesten den psychologischen Entwicklungstheorien zugewiesen. Was lange Zeit ihr Nachteil war, trug später allerdings zu ihrer Popularität bei. So werden Aspekte des Bindungsverhaltens in Studien und Konzepten aller therapeutischen Theoriehintergründe verwendet und die Bindungsdiagnostik und therapeutischen Implikationen wurden Teil des psychologischen Grundlagenstudiums.

Abwehr, Coping und Emotionsregulation

In der Diskussion des Grades der Bewusstheit von Abwehrprozessen spielen auch die verwandten Konzepte der *Emotionsregulation* und des *Copings* eine Rolle. Die drei Konzepte sind definitorisch eng miteinander verknüpft und haben Bedeutung für die psychische Bewältigung von Stress und emotionalen Herausforderungen.

Emotionsregulation bezieht sich auf die Prozesse, durch die Individuen ihre emotionalen Zustände beeinflussen, erleben und ausdrücken. Diese Prozesse können bewusst oder unbewusst sein und beinhalten Strategien wie die Neubewertung von Situationen (kognitive Umstrukturierung), das Unterdrücken von Emotionen und die Ablenkung emotionaler Reize. Eine Meta-Analyse zeigte, dass maladaptive Emotionsregulationsstrategien stark mit verschiedenen psychischen Störungen wie Depression und Angst verbunden sind (Aldao et al., 2010). Anders als das sich klar auf den psychoanalytischen Theoriehintergrund beziehende Konzept der Abwehr ordnet sich Emotionsregulation eher in den verhaltenstherapeutischen bzw. allgemeinpsychologischen Kontext ein. Dennoch gibt es erhebliche konzeptuelle Ähnlichkeiten, da auch Abwehrmechanismen als unbewusste Regulationsmechanismen des Ichs verstanden werden. Weitere Studien zeigen eindeutige Zusammenhänge zwischen unreifen Abwehrmechanismen und maladaptiven Emotionsregulationsmechanismen, genauso wie reife Abwehr stark mit adaptiven Emotionsregulationsmechanismen korreliert (Kampe et al., 2024).

Coping hingegen bezeichnet die kognitiven und verhaltensbezogenen Anstrengungen, die von Menschen bewusst und gezielt unternommen werden, um mit stressigen, belastenden oder bedrohlichen Situationen umzugehen. Das Konzept wurde insbesondere von Richard S. Lazarus und Susan Folkman geprägt und beforscht die Unterschiede zwischen problemorientiertem Coping (direkte Bewältigung der stressigen Situation) und emotionsorientiertem Coping (Bewältigung der emotionalen Reaktionen auf die stressige Situation). Die Forschung von Susan Folkman und Judith T. Moskowitz (2004) betont die Bedeutung von positiven Coping-Strategien, etwa positive Neubewertung und Unterstützungssuche, für die erfolgreiche Bewältigung von Stress. Insbesondere in der Verhaltenstherapie, aber auch in allen anderen Psychotherapieverfahren ist das Erlernen adaptiver Coping-Strategien ein elementarer Bestandteil. Dabei unterscheiden sich die Therapieschulen darin, wie explizit dieses Erlernen vorgenommen wird. Auch hier zeigen Studien, dass es einen engen Zusammenhang zwischen adaptivem Coping und reifer Abwehr, und dysfunktionalem Coping und unreifer Abwehr gibt (Kampe et al., 2024).

Die Konzepte Abwehr, Emotionsregulation und Coping sind folglich eng miteinander verknüpft und spielen eine entscheidende Rolle in der Bewältigung von Stress und emotionalen Herausforderungen. Sie beziehen sich jedoch auf unterschiedliche Theoriehintergründe und unterscheiden sich auch in weiteren definitorischen und konzeptuellen Aspekten. Während Abwehrmechanismen als Strategien zur Unterdrückung unliebsamer Affekte fungieren, umfassen Emotionsregulation und Coping sowohl bewusste als auch unbewusste Prozesse, die sich vor allem auf die Mechanismen des Umgangs beziehen. Die aktuelle Forschung hebt die Bedeutung effektiver Emotionsregulations- und Coping-Strategien für die psychische Gesundheit hervor und zeigt, dass adaptive Strategien zu besseren Anpassungsergebnissen führen. Welches Konzept man jedoch anwendet, hängt weiterhin mit derjenigen Denktradition zusammen, mit der man psychische Entwicklung und klinische Konzeption versteht.

Im Rahmen einer Studie von Carina Remmers et al. (2023) wurden die Konzepte Abwehr, dysfunktionale Emotionsregulation und Coping untersucht mit der Fragestellung, wie sie mit bewussten (expliziten) und unbewussten (impliziten) negativen Gefühlen im Zusammenhang stehen. Die Studie fand dabei signifikante Unterschiede zwischen den Konzepten: Erstens konnte gezeigt werden, dass dysfunktionale Emotionsregulation und Coping-Strategien lediglich mit explizit erlebten negativen Affekten im Zusammenhang stehen: Emotionsregulation und Coping kommen also dann zum Einsatz, wenn das bewusste Ich negative Gefühle erlebt, um mit diesen dann umzugehen. Der Einsatz von Abwehrmechanismen, die ja per Definition eingesetzt werden, um negative Gefühle aus dem Bewusstsein fernzuhalten, stand als einziger im Zusammenhang mit impliziten, also dem Bewusstsein nicht zugänglichen negativen Affekten. Explizite (also bewusst erlebte) negative Affekte hingegen konnten nur im Zusammenhang mit neurotischen und unreifen Abwehrmechanismen festgestellt werden. Dies bedeutet, dass adaptive (also funktionierende) Abwehr erfolgreich negative (implizit existierende) Gefühle aus dem Bewusstsein fernhält, sodass diese nicht als explizite, also dem Bewusstsein zugängliche Gefühle wahrgenommen werden können. Dies scheint ein zentraler Unterschied zwischen den Konzepten zu sein und unterstützt die psychoanalytische Theorie zur Verwendung von Abwehrmechanismen zur unbewussten Regulation. Dazu passt ebenso der Befund, dass neurotische und maladaptive Abwehrmechanismen auch mit explizitem negativem Affekt korrelieren, da eine dysfunktionale Abwehrstrategie den abgewehrten Affekt nicht erfolgreich aus dem Bewusstsein fernhalten kann. Die Studie zeigt, dass Abwehr und Emotionsregulation zwar eng verwandte Konzepte sind, im Hinblick auf unbewusstes Material jedoch unterschiedliche Funktionen haben.

Adaptivitätsniveaus von Abwehr

Wie zuvor vorgestellt, setzte sich insbesondere mit Hinzukommen der Einflüsse aus der Objektbeziehungstheorie eine entwicklungsbezogene Perspektive auf Abwehrmechanismen durch. So wird eine reife[3] Abwehr auch als Entwicklungsleistung des Ich verstanden, wobei bestimmte Abwehrmechanismen frühen Entwicklungsphasen (»primitive Mechanismen«) zuzuordnen sind, und andere, reifere Mechanismen in späteren Phasen zu verorten sind. Neben den vorangestellten theoretischen Arbeiten zur Entwicklungsperspektive auf Abwehrmechanismen hat sich auf empirischer Seite insbesondere die Entwicklungsforscherin Phebe Cramer in ihren Studien mit der Entwicklungsdimension von Abwehr beschäftigt. Cramer widmete ihre Forschung der Entstehung, Entwicklung und Veränderbarkeit von Abwehrmechanismen bei Kindern und Jugendlichen. In ihren sowohl empirischen als auch theoretischen Grundlagenarbeiten zur Abwehr (Cramer, 1991b, 2000, 2015a) gehört sie zu den bedeutsamsten empirisch Forschenden zur Entwicklung und Adaptivität der Abwehr. Am prominentesten sind dabei Cramers Arbeiten zu den Entstehungs- und Entwicklungsphasen der Abwehr, die sie mit klinischen Arbeiten und Untersuchungen zur Funktion der Abwehr zum Schutz des Ichs, zur Identitätsbildung und bei narzisstischen Störungen verband.

---

3 Die Bezeichnung als »reife« und »unreife« Abwehrmechanismen ist eine historische Unterscheidung, die sich auf die Korrespondenz der Mechanismen mit den unterschiedlichen Entwicklungsphasen bezieht.In kontemporärer Literatur spricht man von »adaptiven«, »mittelgradigen« und »maladaptiven« Mechanismen. Die Verwendung des Reifebegriffs in diesem Buch bezieht sich auf die Sprache des jeweiligen Konzeptraums und beinhaltet keine Wertung.

Entwicklungspsychologische und empirische Befunde zur Abwehr

Phebe Cramer beschäftigte sich in ihren frühen Arbeiten mit dem Zusammenhang von Abwehrmechanismen und natürlichen Hirnreifungsprozessen der Kindesentwicklung (Cramer, 1991a, 1991b; Cramer & Gaul, 1988; Dollinger & Cramer, 1990). Ihre Hypothese war, dass bestimmte Abwehrmechanismen von Lebens- und Entwicklungsphasen abhängig sind. Ein zweijähriges Kind beispielsweise ist noch nicht im Besitz ausgereifter kognitiver Fähigkeiten, sodass es nicht in der Lage ist, Rationalisierung, Intellektualisierung oder gezielten Humor zur Abwehr einzusetzen. Auch haben Kinder noch keine fertig ausgereifte Impulssteuerung und das Emotionszentrum befindet sich noch in der Entwicklung. Es kann jedoch einfache soziale Interaktionen und Verhaltenskontingenzen verstehen und beispielsweise Verleugnung einsetzen, wenn es weiß, dass es etwas gemacht hat, was potenziell eine negative Konsequenz mit sich bringt (Cramer, 2015a, 2015b).

Anhand solcher Beispiele wird deutlich, dass die Entstehung und Entwicklung von Abwehrmechanismen auch aus einer entwicklungstheoretischen Perspektive betrachtet werden müssen. Dabei beschäftigte sich Cramer insbesondere mit der Frage, wann Menschen ihre Abwehrmechanismen zu adaptiveren Mechanismen verändern und warum manche Menschen auch im Erwachsenenalter »unreife« Mechanismen wie Verleugnung oder Spaltung einsetzen, wenn sie doch die Fähigkeit hätten, auf »reifere« Mechanismen zurückzugreifen. Gemäß ihren Hypothesen konnte Cramer in vielen empirischen Studien zeigen, dass die Verwendung bestimmter Abwehrmechanismen im Zusammenhang mit der Hirnreife und der Entwicklungsphase eines Menschen steht. Es ist für ein normal entwickeltes und psychisch gesundes Kleinkind in bestimmten Lebensphasen angemessen, unreife Mechanismen wie Spaltung und Verleugnung zu verwenden, solange es diese dann zeitgemäß weiterentwickelt. Jugendliche beispielsweise verwenden vor allem projektive Mechanismen, was ebenfalls in dieser Lebensphase als altersadäquat gilt. Gesunde Erwachsene greifen dann auf kognitive Mechanismen wie Verdrängung, Rationalisierung und Humor zurück, da sie mental zu solchen komplexen Operationen in der Lage sind. So sind bestimmte Reifeniveaus von verwendeten Abwehroperationen für bestimme Altersgruppen gemäß ihres kognitiv-emotionalen Entwicklungsgrades angemessen und verändern sich dann zu dem nächsthöheren Niveau bei fortschreitender Entwicklung. Der Übergang von einem Abwehrniveau zum nächsten erfolgt dabei nach dessen Bewusstwerdung: Mit fortschreitender Reifung entwickelt ein Mensch Fähigkeiten, eigesetzte Mechanismen zu erkennen und sie zu überwinden. Wird ein Abwehrmechanismus in seiner Abwehrfunktion erkannt, verliert er damit seine Wirksamkeit: Sobald ein Kind versteht, dass eine Verleugnung nur eine Lüge ist, die verleugnete Tatsache jedoch in der Realität erhalten bleibt, kann ein Kind diesen Mechanismus nicht mehr profitabel für sich nutzen und ihn ablegen. Dies gilt auch für Projektionen: Sobald jugendliche Menschen ausreichend Mentalisierungsfähigkeiten entwickelt haben und sie einsehen, dass sie eigene Anteile in andere Menschen hineinlegen, wird diese Einsicht dazu führen, dass diese Technik ihnen nicht mehr dabei hilft, mit unangenehmen Gefühlen oder Situationen umzugehen, sie also auf diese verzichten werden, sodass die daraus resultierenden interpersonellen Konflikte (insbesondere in der Pubertät) wieder nachlassen. Cramer vermutet, dass mit dem Bewusstsein dafür, was ein Mechanismus abwehrt, dieser ineffektiv wird und dann zu einem reiferen Mechanismus übergegangen werden kann. So hat folglich jeder Abwehrmechanismus seine eigene Zeit und wird überwunden, sobald ein Mensch in der Lage ist, auf komplexere Mechanismen zurückzugreifen und die alten Mechanismen als solche zu »enttarnen«.

Cramer konnte außerdem in ihren Studien zeigen, dass die Verwendung spezifischer Mechanismen in bestimmten Lebensphasen adäquat und mit psychischer Gesundheit assoziiert ist, diese dann aber von reiferen Mechanismen mit ansteigender kognitiv-emotionaler Entwicklung abgelöst werden. Verwenden Menschen nach diesen Reifungsphasen immer noch Abwehrmechanismen auf niedrigerem Niveau (etwa wenn eine erwachsene Person spaltet oder durchgängig verleugnet), ist dies eindeutig mit Psychopathologie assoziiert. Sie legte damit den Grundstein für den empirischen Beleg von »unreifen« Abwehrmechanismen als Entwicklungsartefakt, zeigte aber auch, dass Prozesse des Nachreifens und der Einsicht die Veränderung und Überwindung maladaptiver Abwehrmechanismen möglich machen können.

Die Beforschung von Abwehrmechanismen aus einer entwicklungspsychologischen Perspektive ist eher jung, aber durch Studien empirisch belegt. Die Unterteilung der Mechanismen nach ihrem Reifegrad hingegen ist bereits viele Jahrzehnte alt. Die erste empirische Längsschnittstudie dazu ist zurückzuführen auf George Vaillant (Vaillant, 1971, 1995; Vaillant et al., 1986), der zeigen konnte, dass Abwehrmechanismen als unterschiedlich adaptiv eingeordnet werden können, und der die bis heute als grundlegend geltende »Adaptivitätshierarchie der Abwehrmechanismen« entwickelte.

George Vaillants Hierarchie der Abwehrmechanismen

Die bedeutendste und erste empirisch fundierte Hierarchisierung von Abwehrmechanismen im Hinblick auf den Reifegrad wurde von George Vaillant theoretisch und empirisch mittels seiner Längsschnittstudien vorgenommen (Vaillant, 1971, 1995; Vaillant et al., 1986). Dafür stellte Vaillant ein Glossar mit 18 der hauptsächlich durch die Ich-Psychologie etablierten Mechanismen zusammen. Über einen Zeitraum von mehreren Jahrzehnten wurde seine Stichprobe, die ausschließlich aus weißen, männlichen Harvard-Studenten bestand (dafür auch vielfach kritisiert und *»the study of the white Harvard men«* genannt), wiederholt interviewt, um ihre Abwehrstruktur über die Jahre zu analysieren. Anhand eines Abgleichs damit, welcher Absolvent später sozial, emotional, ökonomisch und gesundheitlich am besten durchs Leben kam, konnte Vaillant einen Zusammenhang zwischen den einzelnen Abwehrmechanismen und dem Grad herstellen, wie »erfolgreich« diese Männer in ihrem Leben waren.

Auf diese Weise entwickelte er die bis heute als empirisches Fundament der Abwehrtheorie geltende *Hierarchie der Adaptivität von Abwehrmechanismen*, bei der er die Mechanismen drei (bzw. später vier) Kategorien zuteilte:

- *unreif* (mit den Mechanismen Fantasie, Projektion, Ausagieren, passive Aggression, Hypochondrie),

- ➢ *neurotisch* (mit den Mechanismen Intellektualisierung, Verdrängung, Reaktionsbildung, Verschiebung, Dissoziation) sowie
- ➢ *reif* (mit den Mechanismen Altruismus, Unterdrückung, Sublimierung, Antizipation).

Auf einer zusätzlichen Ebene, die noch unterhalb der unreifen Kategorie angesiedelt ist, verortet Vaillant die psychotischen Abwehrmechanismen, die er auch als »narzisstisch« bezeichnet (Vaillant, 1971). Die Hierarchie wurde unter anderem mit unterschiedlichen Maßen und Aspekten von Psychopathologie korreliert und validiert.

Tabelle 1: Reifegradniveaus der Abwehr (nach G.E. Vaillant)

	Definition	**Mechanismen**
Adaptiv	Adaptive Mechanismen sind bewusstseinsnah und ihr Einsatz funktional. Sie schützen die Psyche vor andauernder Belastung durch unangenehme Gedanken oder Gefühle und bieten konstruktive Lösungen für Beziehungskonflikte. Ihre Verwendung ist mit psychischer Gesundheit, Flexibilität und Lebenszufriedenheit assoziiert.	Humor, Sublimierung, Verdrängung etc.
Neurotisch	Diese Mechanismen werden weitestgehend unbewusst und automatisiert eingesetzt und können ebenfalls hilfreich sein. Sie finden auf intrapsychischer Ebene statt und wenden den Affekt tendenziell gegen das Selbst. Wenn sie rigide und überdauernd verwendet werden, können sie in die Charakterstruktur übergehen und Inflexibilität im Umgang mit emotionaler Belastung und in Beziehungen mit sich bringen. Sie sind häufig Grundlage von neurotischen Störungen wie Angst- oder Zwangsstörungen oder Depression.	Reaktionsbildung, Rationalisierung etc.
Unreif	Unreife Mechanismen bieten bei Anwendung kurzfristig Entlastung, richten langfristig jedoch erheblichen Schaden an. Sie finden meist auf interpersoneller oder spaltungs- bzw. dissoziationsbasierter Ebene statt und trennen unangenehme Realitäten voneinander, sodass diese von dem Bewusstsein	Spaltung, Projektion, Projektive Identifizierung etc.

	Definition	Mechanismen
	abgespalten werden. Abgespaltene Selbstzustände werden oft in anderen Menschen (durch Projektion) erlebt, was zu erheblichen Konflikten führt. Der unerträgliche Affekt wird ins Außen verlagert und in Fehlinterpretationen bei anderen wahrgenommen. Sie sind maßgeblich bei Persönlichkeitsstörungen zu finden.	
Psychotisch (pathologisch)	Pathologische Mechanismen sind bereits in ihrer Anwendung mit Psychopathologie assoziiert, wie die paranoide Projektion (im Sinne von Paranoia) oder Dissoziation (als eigenes psychiatrisches Phänomen). Das bewusste Wahrnehmen ist hierbei (episodisch) vollständig ausgesetzt. Diese Mechanismen schützen das Bewusstsein auf archaische, meist stark realitätsverzerrende Weise und kommen gehäuft nach Traumatisierungen vor. Die verzerrte und projektive Wahrnehmung beeinflusst ebenfalls maßgeblich das Funktionieren in Beziehungen. Diese Mechanismen definieren die psychotischen Erkrankungen und Traumafolgereaktionen.	Paranoide Projektion, Dissoziation, Acting-out etc.

Der dauerhafte Einsatz pathologischer Mechanismen am Ende des Adaptivitätsspektrums ist in der Regel synonym mit einer entsprechenden psychischen Störung zu verstehen: So leiden Menschen, die durchgängig paranoid projizieren, in der Regel an einer psychotischen Störung und erleben die schwersten psychischen Einschränkungen im sozialen Funktionieren. Dies kommt beispielsweise bei Personen vor, die nach traumatischen Erfahrungen in einer vollständig von der Realität dissoziierten Wahrnehmung leben. Aus diesem Grund bezeichnete George Vaillant das unterste Ende des Adaptivitätsspektrums als »psychotische Mechanismen« und setzte diese mit Psychopathologie gleich.

Vaillants Adaptivitätshierarchie der Abwehrmechanismen wurde im Laufe der Jahre vielfach empirisch untersucht und bestätigt (Vaillant, 1971; Perry & Cooper, 1989; Di Giuseppe et al., 2020) und gilt bis heute als Grundlage der aktuellen Klassifikationen von Abwehr.

Reifegradmodell der Abwehr: Von inter- zu intrapsychischen Mechanismen

Eine andere Klassifikation von Abwehrmechanismen ist die Unterscheidung intra- und interpsychischer Mechanismen. Die Abstufung des Reifegrades einer Abwehrstruktur lässt sich dabei auch anhand der Möglichkeit zur Nutzung des psychischen Binnenraumes versus der Nutzung anderer Menschen unterscheiden: *Intrapsychische Mechanismen* umfassen tendenziell reifere, komplexere und adaptivere Mechanismen, die kognitiv-emotionale Prozesse nutzen, um mit einem unliebsamen Affekt oder Zustand innerlich umzugehen. Dies erfordert die Verfügbarkeit eines psychischen Binnenraums, also ausgebildeter struktureller Funktionen, die sich auf Funktionen des Selbst beziehen, also im Innen einer Person stattfinden und so die Affekte und Zustände im Innen halten (containen) können.

Diese Mechanismen werden auch als die »verdrängungsbasierten« Mechanismen bezeichnet, da sie die Möglichkeit nutzen, den unliebsamen Affekt im Innen verarbeitbar – und gegebenenfalls nicht durchgängig erlebbar – zu machen (Verdrängung), anstatt diesen aus der Wahrnehmung abzuspalten oder beispielsweise ihn in andere Menschen hineinzuprojizieren. Die Nutzung dieser Mechanismen ist meistens hilfreich und schont in der Regel auch die sozialen Beziehungen: Wird eine Person beispielsweise beleidigt oder gekränkt und verwendet dann eine *Rationalisierung* (ein verdrängungsbasierter, intrapsychischer Mechanismus), kann sie die Kränkung abmildern, indem sie sich einen rationalen Grund dafür gibt: »Das Gegenüber hatte vielleicht einen schlechten Tag, ist neidisch, hat es anders gemeint.« Wendet man eine solche Rationalisierung an, kann die Kränkung neutralisiert werden und das ungute Gefühl verschwindet – und gleichzeitig ist kein Konflikt vonnöten, da man die Kränkung im Binnenraum reguliert hat. Werden diese Mechanismen jedoch zu oft und zu rigide eingesetzt, kann es zur Aggressionswendung gegen das Selbst kommen und zum Beispiel die Rationalisierungen zur Heuristik werden, die sich über die Selbstrepräsentanz legt: »Kein Wunder, dass er das wieder zu mir sagt, ich bin ja auch wirklich ein ziemlicher Idiot«, wäre eine mögliche Steigerung der Abwehr *Wendung gegen das Selbst*.

Ein dauerhafter Einsatz dieser neurotischen, intrapsychischen Mechanismen kann ebenso zu einer Limitation des emotionalen Erlebnisreichtums und zu kognitiver Einengung führen, was langfristig beispielsweise mit psychosomatischen Symptomen oder affektiven Störungen einhergeht.

Im Kontrast dazu stehen die *interpersonellen Abwehrmechanismen*, die in der Literatur auch als unreife, primitive oder maladaptive Mechanismen bezeichnet werden. Mangels hinreichend ausgebildeter psychischer Struktur und psychischen Binnenraums, in dem Affekte gehalten und verarbeitet werden können, müssen diese aus dem Ich herausgehoben werden, da sie unverarbeitbar sind. Sie werden auch »spaltungsbasierte Mechanismen« oder auch »dissoziativ« genannt, weil hinter ihnen die vollständige Abspaltung von (unangenehmen) Alternativrealitäten steht. Sie teilen die Welt auf in gute und böse Objekte, womit auch die verzerrte Wahrnehmung von Realität, eine Verschärfung von Aggressionen (mangels Fähigkeit zum nuancierten Austarieren) sowie das fehlende Verständnis eigener Urheberschaft einhergehen.

Im oben beschriebenen Beispiel der Rationalisierung zur Verarbeitung einer Kränkung wäre eine spaltungsbasierte Abwehr ein Mechanismus, der Realitäten voneinander trennt, weil die Fähigkeit zur Integration von Ambivalenzen fehlt. Anstatt also zu bedauern, dass man sich ja eigentlich bemüht, ein dem Selbstbild nach liebenswerter und empathischer Mensch zu sein, nun aber jemand so eine Verletzung ausspricht, vereinfacht stattdessen die Polarisierung die Verarbeitung in: entweder »Ich bin eh das Letzte und es ist kein Wunder, dass andere Menschen es auf mich abgesehen haben« oder »Ich bin unfehlbar und der andere das Allerletzte«. So findet das Abwägen nicht statt, was an der geäußerten Kritik vielleicht tatsächlich in den Rahmen der eigenen Verantwortung fällt, auch wenn man sich konflikthaft wehren möchte. Diese spaltungsbasierte Verarbeitung hat zum Ziel, Ambivalenzen zunichtezumachen, da dies von den eventuell unerträglichen Gefühlen der depressiven Position (des Betrauerns des Nicht-gemocht-Werdens) befreit und die gespaltenen Selbst- und Objektrepräsentanzen in Gut und Böse sortiert.

Die interpersonelle Komponente entsteht im Weiteren dadurch, dass die Spaltung nun in der Realität manifestiert wird, und zwar durch eine Reihe *spaltungsbasierter Mechanismen* wie *Projektion, Projektive Identifizierung* oder *Acting-out.* Wurde die im Beispiel beschriebene Kränkung also spaltungsbasiert verarbeitet, kann dies zur Aktivierung hasserfüllter, destruktiver Selbstrepräsentanzen führen (»Ich hasse mich, ich bin wertlos«), was zu extremen inneren Zuständen führt, die keiner qualifizierten Emotion mehr entsprechen, sondern nur noch als unerträglicher Zustand erlebt werden. Ist ein Affekt erst einmal zu so einem körpernahen Zustand geworden, kann dieser meist nur noch durch eine (selbstschädigende) Handlung wie Selbstverletzung, Alkohol-, Drogenkonsum oder Risikoverhalten abgebaut werden (Abwehr: *Acting-out*). Bewegt man sich auf der anderen Seite der Spaltung, indem der negative Affekt vom Selbst vollständig abgespalten wird, muss dieser an anderer Stelle erlebbar werden, um die Spaltungsrealität zu manifestieren. Selbsthassanteile können dabei *projektiv* in andere hineingelegt werden (»Der andere hasst mich«) und das Gegenüber somit als Feind erlebt und behandelt werden (indem man etwa das Gegenüber nun ignoriert, ggf. sozial ausschließt oder angreift). Dieser Prozess kann so weit führen, dass sich das Gegenüber irgendwann mit dem abgespaltenen Affekt identifiziert und sich entsprechend (unbewusst) verhält – im Sinne der spaltungsbasierten Abwehr der *Projektiven Identifizierung.* Somit hat sich die gespaltene Realität des Subjekts bestätigt, und anstatt sich mit dem Inhalt der initialen Kränkung auseinanderzusetzen, wird nun die Überzeugung, dass die Welt »böse, unberechenbar und grausam« ist, erneut bestätigt, sodass das gekränkte Subjekt es »eh schon immer wusste und dagegen auch gar nichts machen kann«. Diese nach Melanie Klein aus der Spaltung resultierende paranoid-schizoide Position ist insbesondere für Menschen mit Persönlichkeitsstörungen der gewohnte Modus Operandi und damit leichter zu navigieren als eine Welt, in der Ambivalenzen zu Bedauern, Verantwortung, Schuld und Reue führen und die Selbst- und Objektwahrnehmung nuancieren.

Letztlich dient die interpersonelle, spaltungsbasierte Abwehr also dazu, die Überzeugung aufrechterhalten zu können, es gäbe ein ideales (Selbst-)Objekt. Diese Überzeugung und das dazu benötigte Objekt werden durch die Spaltung geschützt. Das interpersonelle Moment dieser Mechanismen liegt dann darin, dass der Affekt nicht im Binnenraum gehalten werden kann, sondern ein Gegenüber benötigt, das diese Spaltung stattdessen auffängt, und in das der Affekt introjiziert werden kann. So verschwindet der unerträgliche Affekt aus dem psychischen Erleben des Subjekts, bleibt jedoch in der Objektwelt und dem Erleben von Umwelt, Gesellschaft oder Institutionen erhalten: Die Welt wird im Allgemeinen als unberechenbar, aggressiv und feindlich erlebt, anderen Menschen kann man nicht trauen und positive Beziehungen können jederzeit in hasserfüllte Begegnungen kippen. Dass diese scheinbar willkürliche und abrupte Veränderung der Realität meist auf eigene unregulierte und projizierte Affektzustände zurückzuführen ist, bleibt dem projizierenden Subjekt unerkannt. Das projizierende Subjekt ist folglich in seinem Kern verunsichert und stets aggressiv zur Gegenwehr bereit. Anna Freud sieht darin die Entstehung paranoider Ängste begründet: die beständige Angst vor den anderen, in die die eigene Aggression hineingelegt wird. In Tabelle 2 sind einige Abwehrmechanismen exemplarisch gegenübergestellt.

Tabelle 2: Intra- und interpersonelle Abwehr

Verdrängungsbasierte, intrapsychische Abwehr	**Interpersonelle, spaltungsbasierte Abwehr**
Verdrängung	Spaltung
Rationalisierung	Projektion/Projektive Identifizierung
Reaktionsbildung	Identifikation mit dem Aggressor
Wendung gegen das Selbst	Idealisierung/Entwertung
Sublimierung	Verleugnung/Externalisierung
Intellektualisierung	Acting-out
Humor	Dissoziation

Bei diesen in der Literatur sehr gängigen Unterscheidungen ist jedoch zu vermerken, dass diese Trennung in der Realität artifiziell ist: Jede intrapsychische Abwehr hat auch interpersonelle Konsequenzen und jede interpersonelle Abwehr findet in ihrem Ursprung im Innen statt. Maßgebliches Kriterium für diese klassifikatorische Aufteilung ist die Notwendigkeit einer anderen Person zur vollständigen Durchführung des regulativen Effekts des Mechanismus. Einer interpersonellen Abwehr geht aber natürlich der intrapsychische Vorgang der Spaltung voraus; eine verdrängungsbasierte Affektregulation prägt den Charakter und bedingt immer auch das interpersonelle Verhalten, insbesondere in Konflikten.

Aus einer entwicklungstheoretischen Sicht kann man auch hier Bewegungen im Sinne eines Reifeprozesses feststellen: Während in einem früheren Entwicklungsstadium existenziell notwendige andere Menschen zur Verarbeitung emotionaler Zustände benötigt werden, sind Menschen in späteren Reifestadien zunehmend in der Lage, diese regulativen und beruhigenden Prozesse selbst zu übernehmen. Bleiben sie dabei angewiesen auf andere Menschen, ist die Wahrscheinlichkeit einer Psychopathologie deutlich erhöht.

Fluktuierende Reifegrade von Abwehr

Die in den vorangehenden Kapiteln beschriebenen Studien von Phebe Cramer (1987) zeigten, dass bestimmte Abwehrmechanismen im Zusammenhang mit spezifischen Altersstufen und auch im Einklang mit Entwicklungsstadien der Hirnreife stehen. Das Reifeniveau der Abwehr ist demzufolge nicht statisch, sondern unterliegt einer konstanten Weiterentwicklung, sofern die Entwicklungsbedingungen dafür gegeben sind. Sie ist als dynamischer Prozess zu verstehen, der jedoch nicht nur von den Phasen der individuellen Entwicklung abhängt, sondern auch durch situative und interpersonelle Bedingungen geprägt ist. Die Möglichkeit zum Einsatz reiferer Mechanismen bedarf eines Entwicklungsumfeldes, in dem sowohl kognitiv-emotionale als auch Mentalisierungs- und Empathiefähigkeiten entwickelt werden können. Fehlt dieses Umfeld, bleibt ein Mensch unter Umständen auf früheren Entwicklungsstufen stehen und bedient sich auch in späteren Lebensphasen altersinadäquater Mechanismen im Umgang mit emotional belastenden Situationen.

Darüber hinaus variiert das Abwehrniveau situativ und kann sich verschlechtern in Phasen emotionaler Belastung oder in sogenannten »Schwellensituationen«, also Entwicklungsphasen, in denen eine neue Lebensphase eintritt, zum Beispiel beim Auszug von den Eltern, dem Rollenwechsel beim Elternwerden oder dem erlebten Statusverlust beim Eintritt in die Rente. Studien konnten zeigen, dass die Nutzung unreifer Mechanismen unter Stress und Belastung zunimmt: Zum Beispiel nutzten Kinder, die in einem Experiment eine Niederlage erlebten, mehr unreife Abwehrmechanismen als Kinder, die einen Erfolg erzielten (Cramer & Gaul, 1988). Ähnliches zeigte eine Studie zu jungen Mädchen, die sich von ihrer Peer-Group ausgeschlossen fühlten und verstärkt auf Mechanismen niedrigerer Reifeniveaus zurückgriffen (Sandstorm & Cramer, 2003).

Klinische Studien konnten ebenso zeigen, dass Menschen in Phasen psychischer Belastung auf maladaptive, interpersonelle Abwehrmechanismen zurückgreifen, auch wenn ihr gewohnter Abwehrstil normalerweise adaptivere Mechanismen umfasst (Cramer, 2000). Gleichzeitig konnten Studien zeigen, dass auch Menschen mit schweren Persönlichkeitsstörungen gelegentlich adaptive Mechanismen (wie Sublimierung oder Humor) verwenden, dies jedoch nicht ihr dominierendes Abwehrniveau ist (Schermer et al., 2015). Auch Modelle des »posttraumatischen Wachstums« suggerieren, dass bei der Überwindung von emotionalen Krisen die Chance besteht, dass sich reifere Regulationsstrategien ausbilden können (Tedeschi & Calhoun, 2004). Diese Befunde sprechen dafür, Abwehr nicht als statisches Konstrukt zu verstehen, sondern ihm eine gewisse Beweglichkeit zuzusprechen – hierin liegt eine große therapeutische Chance. Um situative Abweichungen von dem sonstigen Funktionsniveau diagnostisch zu berücksichtigen, hat die neuste Auflage der Operationalisierten Psychodynamischen Diagnostik (OPD-3) bei der Diagnostik des Abwehrniveaus die Möglichkeit zum Abbilden temporärer Einbrüche in der Abwehrstruktur mitbedacht (OPD, 2023).

Die Abwehrmechanismen

Wie in den vorausgehenden Kapiteln dargestellt, beziehen sich die beschriebenen Abwehrmechanismen auf unterschiedliche theoretische Hintergründe und Konzepte. Auch die Frage, wie viele Mechanismen existieren, hängt schließlich davon ab, auf welchen theoretischen Hintergrund man sich bezieht. Ebenso ist die Zuordnung zu bestimmten Adaptivitätsniveaus bei manchen Mechanismen abhängig von der zugrundeliegenden Operationalisierung. So hat sich der Mechanismus des eigenen Grandiositätserlebens in dem Großteil der empirischen Studien als adaptive Eigenschaft erwiesen. In der ursprünglichen theoretischen Formulierung der Objektbeziehungstheorie ist hiermit jedoch ein potenziell pathologischer Abwehrvorgang gemeint. Genauso kann der Einsatz von Humor in seinem adaptiven Gehalt variieren, je nachdem, ob er rigide, verächtlich oder situationsadäquat eingesetzt wird.

Definition und Klassifikation der Mechanismen: Ein Überblick

Die folgende Tabelle gibt einen Überblick über Abwehrmechanismen aller zuvor erläuterten theoretischen Hintergründe. Ihre Anordnung erfolgt nach Adaptivitätsniveau, wobei die Zuteilung je nach zugrundeliegender Studie oder theoretischer Konzeptualisierung variieren kann, sowie die Zuteilung zu intra- oder inter- und verdrängungs- bzw. spaltungsbasierten Mechanismen. Die hier vorgenommenen Zuteilungen erfolgten heuristisch, in der Zusammenschau unterschiedlicher theoretischer, empirischer und klinischer Operationalisierungen. In der letzten Spalte »Besonderheit« werden kurz die Spezifika der einzelnen

Mechanismen benannt, z. B. wenn sie eine bestimmte psychische Erkrankung definieren, in anderen Kontexten auftauchen oder in unterschiedlichen Erscheinungsformen im Adaptivitätsniveau variieren. Die Tabelle soll einen praktischen Überblick anbieten, hat dabei allerdings keinen Anspruch auf Endgültigkeit.

Tabelle 3: Definition und Klassifikation der Abwehrmechanismen

Niveau	Mechanismus	Klassifikation	Definition	Besonderheit
Adaptiv	Humor	Intra- und interpsychisch, verdrängungsbasiert	Scherzhafte, ironische Bewertung unangenehmer Realitäten, Ablenkung des Affekts	Humor kann auf unterschiedlichen Reifegradebenen stattfinden
Adaptiv	Sublimierung	Intra- und interpsychisch, verdrängungsbasiert	Umwandlung unangenehmer Affekte in produktive Lösungen, z. B. Musik, Kunst, Kreativität	Korreliert mit persönlichen Neigungen und individuellen Möglichkeiten
Adaptiv	Aktivieren von Beziehungen	Intra- und interpsychisch: Regulation des Affekts im Innen mit bewusster Unterstützung durch andere Menschen	Wenden an andere Menschen in Belastungssituationen	Gilt auch als Coping-Strategie
Adaptiv	Antizipation	Intrapsychisch	Voraussehen von emotional belastenden Situationen und Installation vorsorgender Maßnahmen	Gilt auch als Coping-Strategie, eng mit Mentalisierungsfähigkeiten verknüpft
Adaptiv – mittelgradig (neurotisch)	Verdrängung	Intrapsychisch	Ausschluss unangenehmer Gedanken und Gefühle aus dem Bewusstsein, wobei diese im Unterbewusstsein weiterhin aktiv bleiben und sich z. B. in Träumen oder Fehlleistungen manifestieren	Wurde ursprünglich als Prototyp für Abwehr und als erster von Freud beschriebener Mechanismus verwendet. Verdrängung ist die Basis vieler weiterer Mechanismen

Niveau	Mechanismus	Klassifikation	Definition	Besonderheit
Adaptiv – mittelgradig (neurotisch)	Intellektualisierung	Intrapsychisch, verdrängungsbasiert	Unangenehme Realitäten oder Gefühle werden durch intellektuelle Analyse entemotionalisiert	Kann auch als Unterform der Rationalisierung verstanden werden
Adaptiv – mittelgradig (neurotisch)	Grandiosität	Intra- und interpsychisch	Kompensation von Minderwertigkeitsgefühlen durch Überbewertung der eigenen Bedeutung	Kann adaptiv sein, gilt aber auch als Leitsymptom der narzisstischen PS
Mittelgradig (neurotisch)	Reaktionsbildung	Intrapsychisch, verdrängungsbasiert	Reaktionen auf unangenehme Situationen werden ins affektive Gegenteil gekehrt (z. B. statt wütend sehr liebevoll)	Bezieht sich sowohl auf emotionales Erleben als auch auf resultierende Handlungen dem Objekt gegenüber
Mittelgradig (neurotisch)	Pseudo-Altruismus	Interpsychisch, verdrängungsbasiert	Altruistische Handlungen aus egoistischen Motiven (z. B. soziale Anerkennung oder Abtreten eigener Versorgungsbedürfnisse)	Begrifflich zu trennen von »altruistischer Abtretung«, wo es um das Auslagern eigener (meist Versorgungs-)Wünsche geht, die durch das Versorgen anderer befriedigt werden
Mittelgradig (neurotisch)	Rationalisierung	Intrapsychisch, verdrängungsbasiert	Logische Erklärung für emotional belastende Realitäten	Kann adaptiv sein, wenn nicht rigide und überdauernd eingesetzt
Mittelgradig (neurotisch)	Verschiebung	Interpsychisch, verdrängungsbasiert	Umleitung eines aggressiven Impulses auf ein weniger bedrohliches Objekt	Psychoanalytischer Theorie zufolge Hauptmechanismus bei spezifischen Phobien
Mittelgradig (neurotisch) – maladaptiv	Wendung gegen das Selbst	Intrapsychisch, verdrängungsbasiert oder Acting-out	Zum Schutz von Beziehungen werden aggressive Impulse gegen das Ich gerichtet	Kann in milder Variante kognitiv, in schwerer Variante ausagiert (Selbstverletzung) eingesetzt werden

Niveau	Mechanismus	Klassifikation	Definition	Besonderheit
Mittelgradig (neurotisch) – maladaptiv	Verleugnung	Intra- und interpsychisch, verdrängungs- oder spaltungsbasiert	Vollständiges Ignorieren oder Ablehnen unangenehmer Realitäten	Im Unterschied zur Verdrängung, die sich meist auf unbewusste Konflikte bezieht, die sich dann an anderer Stelle wieder äußern, ist die Verleugnung eine aktive Ablehnung einer Realität
Mittelgradig (neurotisch) – maladaptiv	Vermeidung	Interpsychisch, verdrängungsbasiert	Konflikthafte oder unangenehme Situationen werden vermieden	Kann insbesondere bei Angststörungen zu einem Teufelskreis werden, in dem die Vermeidung selbst zum Symptom wird
Mittelgradig (neurotisch) – maladaptiv	Narzisstische Fantasie	Intrapsychisch, spaltungsbasiert	Unbewusste und bewusste Bedürfnisse insbesondere bzgl. des Selbstwertes werden in Fantasien von besonderer Wichtigkeit, Liebe, Macht, Anerkennung ausgelebt	Auch unter dem Begriff »Autistische Fantasie« oder »Grandiose Fantasie« insbesondere bei Narzissmus zu finden
Mittelgradig (neurotisch) – maladaptiv	Regression	Intra- und interpersonell, verdängungs- oder spaltungsbasiert	Rückfall in frühere Entwicklungsstufen mit entsprechenden Reaktionen (exzessives Weinen, Trotz, Wut) bei emotionaler Überforderung	Kann kurzfristig entlastend wirken, da es soziale Unterstützung aktiviert; langfristig ist es eine Abwehr von Verantwortungsübernahme und Progression sowie ein Erhalt von Hilflosigkeit
Mittelgradig (neurotisch) – maladaptiv	Dramatisierung	Interpsychisch, verdrängungsbasiert	Übersteigerte Darstellung von innerem Erleben und äußeren Konflikten, um den Affekt im Außen zu halten und zu regulieren, anstatt ihn in den Binnenraum zu nehmen	Zentraler Mechanismus bei der histrionischen PS

Niveau	Mechanismus	Klassifikation	Definition	Besonderheit
Mittelgradig (neurotisch) – maladaptiv	Kontrolle	Intra- und interpsychisch, verdrängungsbasiert	Kontrollierendes Verhalten zur Angstbindung und Beziehungsgestaltung	Insbesondere bei Zwangsstörungen und narzisstischer PS
Mittelgradig (neurotisch) – maladaptiv	Somatisierung	Inter- und intrapsychisch, verdrängungs- und spaltungsbasiert	Emotionale Belastungen und Konflikte werden (unbewusst) in Körperphänomene umgewandelt und als solche erlebt	Somatisierungen können von assoziierten Affektkorrelaten bis zu dissoziierten Affektsubstitutionen vorkommen
Mittelgradig (neurotisch) – maladaptiv	Idealisierung	Interpsychisch, spaltungsbasiert	Übermäßig positive Bewertung bei Ausblendung konfligierender negativer Aspekte	Führt häufig zu Entwertung des idealisierten Objekts, wenn zu viele unvereinbare negative Aspekte auftauchen
Mittelgradig (neurotisch) – maladaptiv	Entwertung	Interpsychisch, spaltungsbasiert	Entzug der positiven Besetzung zur Abwehr von unangenehmen Gefühlen wie Neid, Kränkung oder Unterlegenheit	Interpersonelle Konsequenz: schafft projizierte Unterlegenheit und Abhängigkeit, gepaart mit Idealisierung
Mittelgradig (neurotisch) – maladaptiv	Affektisolation	Intrapsychisch, spaltungsbasiert	Vollständige Abspaltung negativer/ überwältigender Emotionen, die eig. zu einem belastenden Ereignis gehören würden	Auch emotionale Abspaltung oder Affektdissoziation genannt
Maladaptiv	Externalisierung	Interpersonell, spaltungsbasiert	Die Verantwortung für eigenes Handeln oder Fühlen wird nach außen verlagert und anderen Menschen zugeschrieben	Konzeptuelle Überlappungen mit Projektion; hier geht es mehr um die Fehlattribution von Urheberschaft als um die Projektion eines Gefühls
Maladaptiv	Spaltung	Intra- und interpsychisch, spaltungsbasiert	Trennung konflikthafter Realitäten in unvereinbare Pole zwischen »nur gut« und »nur schlecht«	Diagnosekriterium der Borderlinestörung

Niveau	Mechanismus	Klassifikation	Definition	Besonderheit
Maladaptiv	Introjektion	Intra- und interpsychisch, spaltungsbasiert	Aspekte anderer Menschen werden ins eigene Selbst übernommen	Auch als »Identifikation mit dem Aggressor« bekannt
Maladaptiv	Projektion	Interpsychisch, spaltungsbasiert	Attribution von unangenehmen Gedanken und Gefühlen zu anderen Menschen	Kann zu schweren Fehlinterpretationen und interaktionellen Störungen führen
Maladaptiv	Projektive Identifizierung	Interpsychisch, spaltungsbasiert	Agierte Weiterführung der Projektion: durch (unbewusste oder bewusste) Handlungen werden Objekte, in die ein Affekt hineinprojiziert wird, dazu gebracht, sich real danach zu verhalten und zu fühlen, sodass der Affekt aus dem Subjekt ausgespalten ist	Komplexes Zusammenspiel aus projektiven und handlungsbasierten Mechanismen, die mit schweren Beziehungsstörungen einhergehen und insbesondere bei PS zu finden sind
Maladaptiv	Betäubung	Intra- und interpsychisch, spaltungsbasiert	Verwendung von Substanzen, um Affekte unspürbar zu machen	Suchterkrankungen sind Folge dieses Abwehr-Agierens
Maladaptiv – pathologisch	Acting-out	Interpsychisch, spaltungsbasiert	Ausagieren von Emotionen durch (schädliche) Handlungen	Insbesondere bei PS: Risikoverhalten, Selbstverletzung, Parasuizidalität
Maladaptiv – pathologisch	Dissoziation	Intra- und interpsychisch, spaltungsbasiert	Unterbrechung bestimmter Wahrnehmungsprozesse zum Schutz des Ichs	Besonders häufig nach traumatischen Erlebnissen. Chronische Dissoziation führt zu psychotischem Erleben
Pathologisch	Paranoide Projektion	Interpsychisch, spaltungsbasiert	Chronische Auslagerung ängstigender und bedrohlicher Affekte in andere Menschen	Führt zu gravierenden Wahrnehmungsverzerrungen, Misstrauen und Paranoia und allgemeiner psychischer Belastung

Prävalenz von Abwehrmechanismen

Bisher liegen keine Studien zur Verteilung von Abwehrmechanismen in der Gesellschaft vor. Es gibt jedoch einzelne Arbeiten zur Verteilung von Abwehrmechanismen bei spezifischen psychischen Störungen, auf die im klinischen Teil dieses Buches weiter eingegangen wird. Der Theorie zufolge sollten bei einer ungestört entwickelten Persönlichkeit verdrängungsbasierte Mechanismen vorherrschen und die spaltungsbasierten Mechanismen insbesondere bei der erwartungsgemäß kleineren, klinischen Gruppe von Menschen mit Persönlichkeitsbeeinträchtigungen zu finden sein.

Eine erste Prävalenzstudie zur Verteilung von maladaptiven (spaltungsbasierten) Abwehrmechanismen in der Bevölkerung (Blanco et al., 2023) wurde auf Basis des weltweit größten Datensatzes zur Prävalenz psychischer Erkrankungen (N = 36.653) durchgeführt. Es konnte gezeigt werden, dass die allgemeine Verwendung maladaptiver, spaltungsbasierter Mechanismen, die in der psychoanalytischen Theorie vor allem Menschen mit Persönlichkeitsstörungen zugeschrieben wird, mit hohen Prozentzahlen in der Allgemeinbevölkerung vertreten ist: Die Verwendung von mindestens einem neurotischen Abwehrmechanismus war bei rund 53 Prozent der Bevölkerung zu finden, der Anteil mindestens eines spaltungsbasierten Abwehrmechanismus lag bei knapp 50 Prozent sowie von mindestens einem pathologischen bei etwa 40 Prozent. Menschen, die angaben, unter der jeweiligen Anwendung der Mechanismen zu leiden, wiesen im Durchschnitt mehr Beeinträchtigungen in ihrer mentalen Gesundheit auf. Insgesamt weist die Studie auf die umfangreiche Verbreitung der spaltungsbasierten Mechanismen in der Gesellschaft hin und erklärt möglicherweise, warum in persönlichen, aber auch in kollektiven, gesellschaftlichen Prozessen immer wieder polarisierende Mechanismen und destruktive Prozesse zum Einsatz kommen, instrumentalisiert werden und entgegen jeder geschichtlichen Erfahrung und vernünftigen Entwicklung wirksam bleiben. So scheint es dem Umgang mit unerträglichen Realitäten eines großen Anteils der Allgemeinbevölkerung durchaus zu entsprechen, wenn Meinungen radikalisiert werden, *Spaltung* forciert wird, Verantwortung für eigenes Handeln *geleugnet* und

Schuld *externalisiert* wird, und *Omnipotenz, Idealisierung* und *Entwertung* sowie *Projektion* von Feindbildern zu kollektiven Mechanismen und wirksamen Machtinstrumenten werden, denen integrative Kräfte nur mit großer Anstrengung entgegenwirken können.

Abwehr im klinischen Kontext

Das Konstrukt der Abwehr ist im klinischen Kontext in der Diagnostik, Behandlung und dem allgemeinen Verständnis psychischer Störungen omnipräsent und von zentraler Bedeutung. Abwehr bedingt die Art und Weise, wie Menschen ihre (psychische) Disbalance und Erkrankung erleben und wie sie damit umgehen. Sie bedingt den therapeutischen Kontakt, die Fähigkeit zur Öffnung oder auch den Grad der Hemmung im Umgang mit den eigenen Gefühlen und der therapeutischen Beziehung. Die Beschaffenheit der Abwehrstruktur ist außerdem ein wesentlicher Hinweis auf die Reife der psychischen Struktur und die zugrundeliegende Neurosenstruktur.

Empirische Forschung zeigte vielfach die Bedeutung der Abwehr in unterschiedlichen Kontexten: Abwehr trägt zur Resilienz und zum Gelingen der Verarbeitung von internalen und externalen Krisen bei. Im subjektiven Erleben von Belastung während der Corona-Pandemie erwies sich das Abwehrniveau beispielsweise als zentrale psychische Komponente, die interindividuelle Unterschiede im Umgang mit den Herausforderungen der Pandemie erklärte (Kampe, Hörz-Sagstetter et al., 2024). Auch weitere Studien zeigten die besondere klinische Bedeutung der Abwehr: Die Reife der Abwehr weist signifikante und inkrementelle Vorhersagekraft für die Schwere der psychischen Erkrankung, die Anzahl von psychiatrischen Klinikaufenthalten und die Anzahl von Suizidversuchen auf (Kampe et al., 2018). Auch weitere Studien illustrierten den Zusammenhang zwischen dem Abwehrniveau oder einzelnen maladaptiven Mechanismen mit dem Schweregrad einer psychischen Störung (Benítez Camacho et al., 2010; Bowins, 2010; Maryam et al., 2013; Perry et al., 2013).

An dieser Stelle ist es zentral, den Unterschied zwischen pathologischen Abwehrprozessen und solchen, die dem Ich dienen, zu definieren. Denn Abwehr ist per se nicht pathologisch, sondern zunächst in ihrem Ursprung zum Schutze des Ich angelegt: Die meist unbewussten Mechanismen werden eingesetzt, um das bewusste Ich vor Überforderung, Überflutung, andauernder Belastung oder gar Fragmentierung zu schützen. Kurzfristig gelingt das jedem Mechanismus. Ob die Abwehr jedoch langfristig zur psychischen Stabilität beiträgt oder ob sie selbst irgendwann zum labilisierenden, unbeweglichen oder psychopathologischen Symptom wird, hängt von dem Adaptivitätsniveau und der Durchgängigkeit, Rigidität und Interpersonalität ihrer Verwendung ab. Dabei ist zu beachten, dass jede Abwehr flexibel ist und ihr pathologischer Gehalt situativ und individuell unterschiedlich sein kann. Die *Wendung der Aggression gegen das Selbst* kann beispielsweise bei seltener Nutzung den Effekt haben, Beziehungen vor Konflikten zu schonen, und bei robuster Ich-Struktur im Innen auch ohne größere Schäden gehalten werden. Bei einer labilen Persönlichkeitsorganisation hingegen führt die meist chronische *Wendung der Aggression gegen das Selbst* zu anhaltenden Selbstzweifeln, Selbsthass und sozialen Unsicherheiten und kann auch in Selbstverletzung oder sogar Suizidalität resultieren (Eis et al., 2025). So können bestimmte Mechanismen, wenn sie in extremer, altersunangemessener und durchgängiger Weise auftreten, zu psychopathologischen Symptomen führen und als dysfunktional erachtet werden. Eine derartige Nutzung der Abwehrmechanismen kann die Realitätsprüfung erheblich beeinträchtigen, wodurch die Wahrnehmung und Verarbeitung von Umweltinformationen stark gefiltert oder verzerrt werden. Dies beeinträchtigt nicht nur die innere Erlebnisfähigkeit, sondern auch die Qualität zwischenmenschlicher Beziehungen. Zudem wird die Angst, die eigentlich als orientierender Affekt dienen sollte, durch übermäßige Abwehr so stark moduliert, dass sie nicht mehr als hilfreicher Indikator für tatsächliche Bedrohungen fungieren kann (Rudolf, 2004). Das Problem, dass die maladaptive Abwehrstruktur zur symptomatischen Belastung (statt zur ursprünglich intendierten Entlastung und Schutzfunktion) führt, ist insbesondere bei der Gruppe der Persönlichkeitsstörungen festzustellen.

Wie bereits zur Objektbeziehungstheorie beschrieben, sind Persönlichkeitsstörungen als funktionale Entwicklungsstörungen der Persönlichkeitsorganisation zu verstehen, bei der die Dimension der Abwehr eine maßgebliche Rolle spielt. Otto F. Kernberg (1967) benannte die Reife der Abwehr als eine zentrale Dimension, die den Grad der Integration und damit der Funktionalität der Persönlichkeit bestimmt. In Kernbergs Modell der Persönlichkeitsorganisation wird zwischen neurotischer (verdrängungsbasierter) und primitiver (spaltungsbasierter) Abwehr unterschieden, letztere stellt das pathologische Ende des Spektrums dar. Hier ist der Maßstab der Grad der Realitätsverzerrung und des Erhalts von Ambivalenz, der zwischen den Mechanismen unterscheidet. Je stärker Abwehrmechanismen die realistische Einschätzung behindern (z.B. bei *Projektionen*) oder die Fähigkeit zur Ambivalenz beeinträchtigen (z.B. bei *Spaltung*) und andere Menschen involvieren (z.B. bei *Projektiver Identifizierung*), umso eher ist von einem potenziell pathologischen Vorgang zu sprechen. Diese klinisch-diagnostische Bedeutung von Abwehr ist bis heute zentral für das psychodynamische Verständnis psychischer Störungen. Die empirische Abwehrforscherin Phebe Cramer (2015a) würde die Grenze zwischen gesunder und pathologischer Abwehr außerdem entwicklungspsychologisch beschreiben: Unterschiedliche Abwehrmechanismen reflektieren unterschiedliche Reifestufen der menschlichen Entwicklung. Verwendet man im Erwachsenenalter immer noch Mechanismen, die in einem früheren Stadium der Entwicklung angemessen sind, aber im Erwachsenenalter überwunden sein sollten, dann gelten diese als pathologische Mechanismen.

Gerade bei der Gruppe der Persönlichkeitsstörungen ist es vor allem die Abwehrstruktur, die diejenigen Eigenschaften definiert, die den Unterschied zwischen den (fraglichen) Kategorien ausmacht: Manche Abwehrmechanismen definieren buchstäblich bestimmte Persönlichkeitsstörungen: die *Spaltung* und *Projektive Identifizierung* die *Borderline-*; *Grandiosität, Idealisierung* und *Entwertung* die *narzisstische*; *Dramatisierung* und *Regression* die *histrionische* und *paranoide Projektion* und *Affektisolierung* die *schizoide* Störung. Da Persönlichkeitsstörungen als Entwicklungsstörungen zu verstehen sind, ist es einleuchtend, dass dies auch in dem Reifegrad der Abwehr reflektiert ist. Reife Abwehrmechanismen setzen eine komplexe Organisation und Ich-Stärke voraus, was bei den Persönlichkeitsentwicklungsstörungen nicht gegeben ist (Kernberg, 1992). Insbesondere bei narzisstischen Störungen ist das Verständnis von Abwehr als Teil der Persönlichkeitspathologie unumgänglich, da der fehlende Einbezug der Abwehrfunktion zu gravierenden Fehldiagnosen führen kann (Miller et al., 2016).

Grundsätzlich ist von pathologischer Abwehr zu sprechen, wenn diese exzessiv, rigide, altersinadäquat und maladaptiv ist, zu Leidensdruck oder einer psychischen Erkrankung führt. Frühe Studien zum Beispiel von George Vaillant (1971) wie auch vielfach bestätigende jüngere Forschung zeigten den Zusammenhang bestimmter Abwehrmechanismen und -niveaus mit einer erhöhten Wahrscheinlichkeit zum Entwickeln psychischer Erkrankungen. So fanden Studien beispielsweise, dass je maladaptiver das Abwehrniveau, desto weniger funktional die Persönlichkeitsstruktur (Benítez Camacho et al., 2010; Maryam et al., 2013), desto wahrscheinlicher die Ausprägung einer psychischen Erkrankung (Holi et al., 1999) und das Vorliegen einer Persönlichkeitsstörung (Bowins, 2010).

In diesem Kapitel soll die Rolle der Abwehr im klinisch-psychotherapeutischen Kontext vertieft betrachtet werden. Es werden Abwehrformationen bei einzelnen psychischen Erkrankungen, den Neurosenstrukturen und der Gruppe der Persönlichkeitsstörungen dargestellt und anhand von Fallvignetten klinisch illustriert. Das darauffolgende Kapitel beschäftigt sich mit den diagnostischen und therapeutischen Möglichkeiten im Umgang mit der Abwehr und ihren spezifischen Komplikationen.

Prävalenz von Abwehrmechanismen bei spezifischen Störungen

Die psychoanalytische Theorie und auch die empirische Forschung haben sich intensiv mit Abwehrmechanismen bei einzelnen psychischen Störungsgruppen beschäftigt und ihre spezifische Funktion sowie den Zusammenhang mit dem klinischen Schweregrad ausführlich untersucht. Diese sollen in den folgenden Kapiteln für einige psychopathologische Syndrome beispielhaft dargestellt werden. Es gibt bisher jedoch nur eine Studie, die Aussagen über die Prävalenz von Abwehrmechanismen, also die Wahrscheinlichkeit, dass manche Mechanismen bei bestimmten Störungsgruppen vorkommen, zulässt. Carlos Blanco et al. (2025) untersuchten die Auftretenswahrscheinlichkeit bestimmter Abwehrmechanismen bei drei psychischen Störungsgruppen: affektiven Störungen, Angsterkrankungen und Abhängigkeitserkrankungen. Sie fanden heraus, dass Menschen mit affektiven Störungen eine höhere Wahrscheinlichkeit zur Verwendung unreifer Abwehrmechanismen aufweisen als Menschen mit Angststörungen (außer der Verwendung von *kontrollierendem Verhalten*, was in Studien höher bei Menschen mit Angststörungen ausgeprägt war), die wiederum höhere Prävalenzen zeigten als Menschen mit Suchterkrankungen (außer der Verwendung von *Acting-out*, also der Nutzung von Substanzen, um mit unangenehmen Gefühlen umzugehen). Menschen ohne psychiatrische Erkrankung hatten die geringste Prävalenz für die Verwendung maladaptiver Abwehrmechanismen. Andere Studien konnten zeigen, dass es Unterschiede im Reifegrad der den Störungsbildern zugrundeliegenden Abwehrmechanismen gibt, wobei Menschen mit Depressionen signifikant maladaptivere Abwehr verwenden (z.B. projektive Mechanismen) als Menschen mit reinen Angststörungen (Colovic et al., 2016). Diese hier zunächst global berichteten Befunde sollen im Folgenden für einzelne psychische Erkrankungen weiter betrachtet werden.

Abwehr bei affektiven Störungen

Ein Abwehrmechanismus, der bei den meisten psychischen Erkrankungen gefunden wird, ist die *Wendung gegen das Selbst* (Geiser et al., 2003). Dieser Mechanismus führt dazu, dass Aggressionen nach innen gewendet werden mit dem Ziel, Beziehungen zu schützen. Häufig steht er im Zusammenhang mit Lernmustern, dass bereits früh negative Gefühle unterdrückt werden mussten, Wut nicht gezeigt werden durfte und ihr Ausdruck zu einem bedrohlichen, mit Entwertung, Gewalt oder Abkehr gestraften Beziehungskonflikt führte. Wenn es zu gefährlich ist, die Aggression im Kontakt zu äußern, und keine adaptiveren Mechanismen zur Verfügung stehen, liegt es nahe, diese gegen das Selbst zu wenden. So erlebt man sich als schuldhaft, unzulänglich, nicht liebenswert und rechtfertigt so das eigentlich unangemessene Verhalten der anderen Person. Die *Wendung gegen das Selbst* kann von situativen Kognitionen (z. B. dem Entschuldigen für etwas, das andere getan haben) über dysfunktionale und repetitive Attributionsstile (z. B. durch selbstabwertende Gedanken) bis hin zu ausagierten, selbstschädigenden Handlungen (z. B. Selbstverletzung, Risikoverhalten, Suizidalität) reichen und damit typisch für verschiedene Störungsbilder unterschiedlicher Schweregrade sein. Zweck der Aggressionsumkehr ist die Schonung der Beziehungen, da diese internalisierte Attribution keine Konflikte mit den Beziehungspersonen fordert, sondern im Innen ausgetragen wird. Dahinter steht oft ein erlebtes Hilflosigkeitsempfinden, soziale Unsicherheit, Verlustangst oder Selbsthass. Verwendet man diesen Mechanismus jedoch durchgängig, über lange Zeit und möglicherweise auch in vielen Beziehungen, führt die Wendung der Aggression gegen das Selbst zu Symptomdruck. Dieser kann sich in Depression (erlernter Hilflosigkeit), Angst (Implosion) oder somatischen Symptomen (Schmerz) äußern, sodass diese psychischen Erkrankungen stets auch im Abwehrkontext verstanden werden müssen. In schwereren Fällen, wie z. B. bei der Borderlinestörung die Selbstverletzung, ist die Wendung gegen das Selbst ein zentrales psychopathologisches Symptom.

Depression

Die Depression ist vermutlich das bekannteste Störungsbild und klinisch auch eine der am häufigsten auftauchenden psychischen Erkrankungen. Eine Depression kann sich auf vielfältige Weise manifestieren und individuell sehr unterschiedlich aussehen: Manche Menschen erleben insbesondere die affektive Komponente, indem sie sich als sehr traurig, hoffnungslos und insgesamt emotional labil beschreiben würden. Andere hingegen würden sich, ganz im Gegenteil, als emotional verarmt, leer, gefühllos und ohne Bezug zur Welt beschreiben. Bei anderen wiederum steht die somatische Komponente im Vordergrund, sie erleben vielleicht ausgeprägte Schlaf- oder Appetitstörungen, Antriebs- und Konzentrationsstörungen oder starke innere Unruhe, Zittern und andere psychosomatische Symptome. Manche würden auch das Grübeln und die damit verbundenen, ständigen Sorgen als den Kern ihrer depressiven Symptomatik beschreiben. Zudem variiert sie im Schweregrad, bei manchen ist sie situativ bedingt, mit einem klar umschriebenen Auslöser, bei anderen ist sie ein chronischer Zustand, in schweren Fällen auch mit wiederkehrenden Suizidgedanken oder -versuchen. Wenngleich die depressive Erkrankung also in unterschiedlichen Formen auftreten kann, gemeinsam haben alle Erscheinungsformen die Störung der emotionalen Regulation, weshalb die Depression zur Gruppe der affektiven Störungen gehört (ICD-10: F30–F39; WHO, 1992).

In psychoanalytischen Störungsmodellen kann die Depression jedoch auch als Abwehrvorgang verstanden werden (Mentzos, 2017): Meist liegt hinter der depressiven Erkrankung ein für das bewusste Ich unlösbarer Konflikt, entweder im Außen, in den Beziehungen oder im Innen, also als ein psychodynamischer Konflikt. Handelt es sich um eine reaktive Depression, ist sie folglich einem eindeutigen Ereignis zuzuordnen und hemmt die produktive Auseinandersetzung damit. Ebenso kann ein innerer Konflikt zu einer Depression mit Abwehrfunktion führen: Die Ausschaltung oder symptomwertige Übersteigerung der Affekte verhindert das Bewusstwerden unangenehmer Gefühle oder Konfliktspannungen.

Eine Depression hat also in ihrem Wesen immer auch etwas »außer Kraft Setzendes«, was die Betroffenen vor einer unerträglichen Auseinandersetzung schützt. So kann eine Depression Rollenverhältnisse in Beziehungen umdrehen, Leistungsansprüche verunmöglichen, bedrohliche libidinöse Besetzungen tilgen oder unerträgliche Emotionen hinter einer gefühllosen Wand abschotten. Problematisch – und damit krankheitswertig – wird es dann, wenn sich dieser depressive Abwehrvorgang verselbstständigt und sich der bewussten Steuerbarkeit entzieht, die depressive Abwehr also zur Erkrankung wird. Drei Beispiele sollen die Depression in unterschiedlichen Abwehrfunktionen veranschaulichen:

> Depressive Regression als Schutz vor Beziehungsautonomie
>
> Eine Patientin kommt mit einer schweren depressiven Symptomatik in die Therapie. Sie erlebt sich als rastlos und agitiert, könne sich nicht mehr konzentrieren und habe stark abgenommen, gleichzeitig habe sie insbesondere morgens Schwierigkeiten, aus dem Bett zu kommen und Antrieb für den Tag zu finden. Sie habe lebensmüde Gedanken und fühle sich innerlich leer, könne diesen Zustand kaum noch er-

tragen. Im Kontakt wirkt die Patientin angespannt, zitternd, vermeidet den Blickkontakt und antwortet stark verlangsamt.

Im Verlauf der Therapie wird deutlich, dass die Patientin sich in einem schwerwiegenden Partnerschaftskonflikt befindet und sich seit Jahren von ihrem Ehemann entfremdet fühlt, dieser verbringe ohnehin »mehr als zwölf Stunden am Tag« auf der Arbeit und sei in den Jahren »emotional sehr abgestumpft«. Vor zwei Monaten habe die Patientin einen Kurzurlaub allein unternommen und dort mit einer Bekanntschaft ihren Mann betrogen. Nach dieser Affäre habe sie realisiert, dass sie es zu Hause eigentlich nicht mehr aushalte, gleichzeitig habe sie große Angst vor einer Trennung, da sie ihren Kindern und auch ihrem Ehemann nicht schaden wolle und auch für sich selbst keine Vorstellung davon habe, wie ihr Leben außerhalb dieses Familienkontextes aussehen könne. Seit ihrer depressiven Erkrankung jedoch, die kurz nach der Affäre begann, sei sie aus diesem Konflikt erlöst, da sich der Ehemann nun sehr um sie bemühe und sie selbst das Gefühl habe, dass eine Trennung »in ihrem Zustand« ohnehin keine Option mehr sei.

Die Erkrankung hatte somit die schützende Funktion, den inneren Konflikt der Patientin aufzulösen, die libidinöse Besetzung des Autonomieschritts aus der Partnerschaft zu betäuben und ihr auch in der Partnerschaft im Sinne des Symptomgewinns (auch: »Sekundärer Krankheitsgewinn«) wieder zumindest temporäre Befriedigung zu verschaffen. Anstatt also auf der Symptomebene zu arbeiten, ist in diesem Fall das Verständnis von deren Schutzfunktion zentral. Auf Kosten ihrer psychischen Gesundheit hat die Patientin eine scheinbare Konfliktlösung gewonnen, indem sie sich in ihrem regressiven Zustand außerstande erlebt, die zuvor aufgekommenen Autonomiewünsche umzusetzen. Der Preis für diese Konfliktabwehr ist jedoch die Aufgabe von Selbstständigkeit, Stabilität und Vitalität, was im Folgenden mit der Patientin durchgearbeitet werden musste.

Depressive Abwehr als Schutz vor psychodynamischen Konflikten

Eine Patientin stellt sich in einer Ambulanz mit ausgeprägten Schlafstörungen vor, Antriebsstörungen und einer Grübelneigung. Sie sei im Beruf zunehmend unzufrieden, da alles immer das Gleiche sei, sie »zu viel Verantwortung ha[be] und zu wenig Wertschätzung« erhalte, sich chronisch überarbeite und Überstunden nie abfeiere, auch wenn ihre Vorgesetzten sie schon mehrfach darauf hingewiesen hätten. Sie sei außerdem die Dienstälteste und leide darunter, dass zunehmend jüngere Kolleg:innen in leitende Positionen aufsteigen würden und ihr dann »Befehle erteilen«.

Auf Nachfrage, ob sie kein Interesse an einer solchen Position habe, sagte die Patientin, dass ihre Vorgesetzten ihr das auch schon nahegelegt hätten, dass das aber nichts für sie sei, sie sei »nicht so machtgeil« und habe »eh nicht ausreichend Führungskompetenz, um eine solche Position zu bekleiden«. Außerdem habe sie schon länger keine Lust mehr auf diesen Job, alles komme ihr sinnlos vor, sie wolle am liebsten gar nicht mehr aufstehen und habe das Gefühl, in ihrem Leben eigentlich vollkommen versagt zu haben.

Im weiteren therapeutischen Gespräch wird deutlich, dass die depressive Symptomatik, die insbesondere aus selbstabwertenden Kognitionen und Dysphorien, aus Hoffnungslosigkeit, Schlafstörungen und Antriebslosigkeit besteht, die Funktion übernahm, die Kränkung durch die zunehmend als Zurücksetzung erlebte Position auf der Arbeit zu kompensieren. Nachdem die Patientin sich im Laufe der Therapie zunehmend öffnete, zeigte sich, dass sie durchaus einen sehr hohen Leistungsanspruch hatte, insbesondere an der Arbeitsstelle, und sich eigentlich vielen (»wenn nicht den meisten«) Kolleg:innen überlegen fühlte. Ihre (narzisstische) Angst vor dem Scheitern, dessen Eintreten sie als »extreme Bloßstellung« und Enttarnung erleben würde, als Beweis, dass sie »eigentlich eh zu nichts gut« sei, hielt sie bisher davon ab, einen längst fälligen Karriereschritt zu gehen. Die depressive Grundhaltung erlaubte es der Patientin, sich diesen Konflikt aus dem Bewusstsein fernzuhalten, sodass sich in ihrer allgemeinen Bezugslosigkeit und einem Sinnlosigkeitserleben der Arbeit die *libidinöse Besetzung entzog*, sie ihre Wut *gegen sich selbst wendete* (»Ich bin dafür eh nicht geeignet«) und anhand des Mechanismus der *Entwertung* diese als nicht erstrebenswert re-attribuierte.

Ihre depressive Verstimmung schützte die Patientin also vor der Auseinandersetzung mit ihrem narzisstischen Grundkonflikt, jedoch wurde die Abwehrfunktion der Depression bald symptomwertig und für die Patientin – zum Glück – auch nicht mehr länger zu ertragen. Während der Therapie wurde von besonderer Relevanz, die Funktion der Depression als Abwehr zu verstehen, damit die Patientin Zugang zu ihrem abgewehrten Grundkonflikt bekommen und diesen produktiv und abschließend lösen konnte.

Depression als Schutz vor traumatischer Affektüberflutung und Über-Ich-Beruhigung

Ein 28-jähriger Mann wird von seiner Mutter in eine psychiatrische Institutsambulanz gebracht, da ihr Sohn seit zwei Monaten »schwer depressiv« sei. Er habe keinen Antrieb mehr, »funktioniere nur noch«, sei emotional distanziert und berichtet auch selbst, eigentlich »gar nichts« zu fühlen. Auch im therapeutischen Kontakt ist der junge Mann wenig schwingungsfähig, starrt auf den Boden, wirkt wenig präsent und kaum am Gespräch beteiligt.

Die Mutter schildert, dass dieser Zustand seit der Geburt seines ersten Kindes vorherrsche, bei dem die Ehefrau auf tragische Weise ums Leben gekommen sei. Selbst bei der Beerdigung habe der Patient keine Träne geweint, ob er seine Partnerin vermisse, könne er selbst nicht sagen. Das Wichtigste sei, dass er jetzt seine Tochter versorge, was ihm jedoch nach Aussage der Mutter aufgrund der zunehmend depressiven Symptomatik kaum noch gelinge.

In diesem Fallbeispiel wird deutlich, wie die depressive Gefühllosigkeit im Sinne einer emotionalen Abspaltung bei vermutlich traumatischem Verlust und damit einhergehender emotionaler Überflutung fungieren kann. Da der Schock und auch die Überforderung mit dem Tod seiner Ehefrau und gleichzeitig der Geburt der ersten Tochter für den Patienten emotional nicht sinnvoll zu verarbeiten waren, hat die Psyche als »Notfallreaktion« den Affekt abgespalten, sodass der Patient zunächst weiter funktionieren konnte. Ein Leben ohne Affekte jedoch wird meist zunächst von Angehörigen, irgendwann aber auch von der betroffenen Person selbst als sinnlos, motivationslos und nicht lebenswert erlebt, sodass weitere depressive Symptome hinzukommen. Auch wird der abgespaltene und unverarbeitete Traueraffekt dem Patienten zwar nicht als solcher, aber meist durch eine dysthyme Grundstimmung, leichte Reizbarkeit oder durch Albträume immer wieder ins Bewusstsein einschießen, da diese kurzfristige Abwehrlösung kein langfristig tragbarer Zustand ist.

Bei dem Patienten wurde daher im Rahmen einer traumaspezifischen Therapie die depressive Abwehr gelockert, was ein begleitetes Trauern in einem geschützten therapeutischen Rahmen unter Erhalt des äußeren Funktionierens ermöglichte. Deutlich wurde außerdem, dass sich der Patient verbot, sich an der Geburt der Tochter und dem Leben im Allgemeinen zu erfreuen, da er sich über diese Gefühle schuldig fühlte und der Überzeugung war, das nicht verdient zu haben, nachdem seine Partnerin »sein Kind auf die Welt gebracht hat und dabei verstorben [war]«. So zeigte sich neben der Affektabspaltung auch die allgemein depressive Verstimmung und Antriebslosigkeit als Abwehr der lebensbejahenden Affekte, die sich der Patient zum Zeitpunkt der Vorstellung nicht zugestehen konnte.

Die Abwehrfunktion einer depressiven Erkrankung kann folglich auf vielen Ebenen stattfinden und sowohl vor inneren (psychodynamischen) als auch realen äußeren (Beziehungs-)Konflikten schützen oder eine Barriere zu unerträglichen Realitäten oder überflutenden Affekten darstellen. Insbesondere für die psychodynamische Arbeit, aber auch in anderen therapeutischen Kontexten ist das Verständnis der Depression in ihrer Funktion – und damit zumeist als Abwehr – unumgänglich. Das Verständnis von Abwehr geht hierbei, wie in den Fallbeispielen demonstriert, über das allgemeine Verständnis von »Symptomgewinn« hinaus.

Angststörungen

Es scheint zunächst kontraintuitiv, über Angststörungen als Abwehrprozesse zu reflektieren, da diese in der Regel mit stark negativen Affekten verbunden sind und damit eher das Versagen der Abwehrleistung nahelegen. Drei zugrundeliegende Mechanismen der Abwehr spielen allerdings im psychodynamischen Verständnis von Ängsten eine zentrale Rolle: *Verschiebung* oder *Dissoziation des Affekts*, *Regression* und *Vermeidungsverhalten* als handlungsbasierte Abwehr *(Acting-out)*.

Verschiebung

Manche Angsterkrankungen können in den psychodynamischen Störungsmodellen auch als Affektverschiebung verstanden werden. Dem liegt die Annahme zugrunde, dass insbesondere bei spezifischen Phobien ein anderer Affekt in eine Angst transformiert wird und auf ein anderes, meist psychologisch gesehen »ungefährlicheres« Objekt verschoben wird. Der Theorie nach wird somit das eigentliche Objekt der Angst (manchmal damit einhergehend auch: der Wut) vor der Affektaufladung verschont und derselbe Affekt stellvertretend an einem Objekt ausgelebt, an dem er besser zu behandeln ist. Eine Spinnenphobie ist beispielsweise sozial unauffälliger und weniger beeinträchtigend als die Angst vor der und Wut auf die entwertende Mutter. Indem der Affekt durch die Angst an der Spinne ausgelassen werden kann, findet dieser folglich einen Kanal und kann weg von der Mutter verschoben werden, sodass es mit dieser nicht zum Konflikt kommen muss.

Panikattacken als Ventil bei Unterdrückung (Dissoziation des Affekts)

Panikattacken wiederum, die für die Betroffenen meist aus dem Nichts kommen, sind oftmals affektive Entladungen (»Implosionen«) von lange unterdrückten und nicht hinreichend ausgelebten Affekten und ungeklärten Konflikten. Zugrunde liegen innere Spannungen oder ungelöste Konflikte, wie beispielsweise eine andauernde Kränkungssituation an der Arbeit, eine problematische Partnerschaft oder ein hoher Leistungsanspruch. Diese Konflikte wurden meist lange ausgehalten, ohne zu einer zufriedenstellenden Lösung gefunden zu haben, und fordern einen hohen Preis. Die *Verdrängungsabwehr* hat jedoch das konflikthafte Potenzial um des (sozialen) Funktionierens willen abgewehrt und dabei meist negative Gefühle unterdrückt

(»heruntergeschluckt«). In diesem Zusammenhang sind Panikattacken wie Affektentladungen in – aus Konfliktperspektive – unbedrohlichen Situationen zu verstehen. Ihnen voraus geht meist ein unbewusster Triggerreiz, der an die eigentliche konflikthafte Situation erinnert. Davon dissoziiert wird die Panikattacke als plötzlicher, hoch bedrohlicher Körperzustand mit einhergehender Angst vor dem Sterben erlebt. Psychoanalytisch sieht man darin auch die *Wendung der Aggression gegen das Selbst*.

Angstregression und Krankheitsgewinn

Ängste versetzen einen Menschen in einen Zustand von Hilflosigkeit und Angewiesenheit. Je umfassender, präsenter und lähmender die Ängste sind, desto mehr Unterstützung brauchen die Betroffenen. Ängstliche Menschen suchen sich tendenziell Beziehungspartner:innen, die Sicherheit, Entscheidungsstärke und Versorgung zur Verfügung stellen. Ein Loslösen aus der ängstlichen Position könnte diese bedürftige Rolle gefährden und mehr von ihnen fordern, sodass hier ein relationaler Gewinn im Aufrechterhalten einer Angsterkrankung liegen kann.

Vermeidungsverhalten als handlungsbasierte Abwehr

Angst geht immer bis zu einem gewissen Grad mit Vermeidung einher. Wer beispielsweise Angst vor dem Sprechen vor Menschen hat, wird sich bewusst und unbewusst Bedingungen schaffen, in denen dies vermieden werden kann. Vermeidungsabwehr kann, wenn in flexiblem Maße eingesetzt, das Leben erleichtern, jedoch sich auch schnell verselbstständigen und selbst zum Symptom werden: zum Beispiel, wenn dann auch Meetings, in denen man womöglich nach einer Stellungnahme gefragt wird, vermieden werden, wichtige Anrufe aus Angst nicht getätigt werden oder nicht zu Vorstellungsgesprächen gegangen wird. Vermeidungsabwehr (in der Verhaltenstherapie: Vermeidungsverhalten) weitet sich schnell aus auf ähnliche Situationen und verwehrt den Betroffenen in Folge die für die Entwicklung wichtige Erfahrung, dass die Angst unbegründet war. So kann die einst hilfreiche Vermeidung schnell zur extremen Lebenseinschränkung werden und die Abwehr in sich ein krankheitswertiges Symptom.

Die Abwehrfunktion bei Angsterkrankungen ist folglich auf unterschiedlichen Ebenen sowohl für die Entstehung als auch für die Aufrechterhaltung relevant und sollte im Zentrum der psychotherapeutischen Arbeit stehen. Diese kann von unterschiedlichen Seiten erfolgen, wie beispielsweise durch die verhaltensbasierte Auflösung der Vermeidung (Exposition), die Deutung der Symptome und das Fokussieren auf die darunterliegenden, bisher abgewehrten Konflikte. Das Verständnis von Angsterkrankungen als Durchbruch der Abwehr bietet Betroffenen in jedem Fall ein weniger aversives Störungsmodell und lädt dazu ein, das Symptom nicht nur schnellstmöglich loswerden zu wollen, sondern auch dessen Ursprung, Funktion und Entwicklungschance zu sehen.

Somatisierungsstörung

Die Somatisierung und – in ihrer pathologischen Form – die Somatisierungsstörung können auf vielerlei Ebenen als Abwehrvorgang verstanden werden. Ihr Wesen ist, dass körperliche Symptome, Schmerzen, Empfindungsstörungen oder Unwohlsein *körperlichen* Ursachen zugeschrieben werden, wenngleich nach intensiver medizinischer Abklärung keine feststellbaren medizinischen Befunde zugrunde liegen. Menschen mit Somatisierungen tun sich oftmals sehr schwer anzuerkennen, dass es keine somatische Ursache für ihr erlebtes Leiden gibt, konsultieren in der Regel viele verschiedene Ärzt:innen und suchen sowohl konservative als auch alternative Behandlungswege, die jedoch selten zu einer merklichen oder anhaltenden Verbesserung führen. Viele chronische Patient:innen beschreiben einen langen, frustrierenden Weg durch die Somatik mit wiederholtem Erleben des nicht Ernstgenommen-Werdens und empfinden es als Kränkung, an eine psychiatrische oder psychotherapeutische Stelle verwiesen zu werden.

Dieser Überweisung liegt die Annahme zugrunde, dass es sich bei der Somatisierungsstörung in der Regel um eine Verschiebung (auch: Konversion) von unbewussten Konflikten und abgewehrten Affekten handelt, die meist im Zusammenhang mit ausgeprägten psychosozialen Belastungen steht (Mentzos, 2017). Somatisierungsstörungen können auch als Dissoziationen verstanden werden: Der Affekt wird vom Erleben dissoziiert und in den Körper verschoben und als chronischer Bauch-, Rücken- oder Kopfschmerz, Kribbeln, Übelkeit oder Taubheit erlebt. Doch gehen mit diesen psychoanalytischen Annahmen auch somatische Erklärungsmodelle einher: So führt ein chronisches Stresserleben zur Aktivierung des autonomen Nervensystems (»Fight and Flight-Modus«) mit erhöhter Herzfrequenz und Bluthochdruck, und die Hemmung des Parasympathikus kann zu langfristigen Stoffwechselstörungen und weiteren Problemen führen. Auch die erhöhte Magensäureproduktion ist ein stressbedingtes Symptom, das unter anderem das Risiko für Magengeschwüre und Sodbrennen deutlich erhöht. Darüber hinaus aktiviert Stress endokrinologische Veränderungen, wobei insbesondere die erhöhte Ausschüttung von Cortisol zu nennen ist. Dies führt bei chronischer Erhöhung zu einer Unterdrückung des Immunsystems, was langfristig zu chronischer Infektanfälligkeit führt sowie mit einer Erhöhung des Blutzuckerspiegels einhergeht. Auch auf Neurotransmitterebene führt chronischer Stress zu messbaren physiologischen Veränderungen, wie der Freisetzung von Adrenalin und Noradrenalin oder Veränderungen im Serotonin- und Dopaminhaushalt, was maßgeblich Einfluss auf die Stimmung haben kann. Chronische emotionale Belastung und Stress können also durchaus zu gravierenden somatischen Symptomen und Folgeschäden führen. Darüber hinaus gibt es messbare Zusammenhänge zwischen Stress und Muskelverspannungen in Nacken, Rücken und Kiefer, was unter anderem Zähneknirschen, Tinnitus und Spannungskopfschmerz zur Folge hat. So steht langfristiger Stress mit einem stark erhöhten Risiko für Herz-Kreislauf-Erkrankungen, dem metabolischen Syndrom, Gastrointestinalerkrankungen, muskulären Erkrankungen und Immunschwäche im Zusammenhang und wirkt sich auch auf das psychische Befinden (insbesondere in Form von Depressionen und Ängsten) aus.

Bei psychischer Belastung stehen Psyche und Körper folglich und notwendigerweise in enger Interaktion. Doch kann das Somatisierungserleben auf unterschiedlichen Bewusstseinsstufen stattfinden: Einige Affekte gehen mit eindeutigen und dem bewussten Ich zugänglichen somatischen Reaktionen einher und sind durch ihre Eingängigkeit sogar zum Sprichwort geworden: »Ich habe Herzrasen« oder »Es schnürt mir die Kehle zu« sagen wir bei Angst, »Mir ist flau im Magen« bei Aufregung und Anspannung, »Mir dröhnt der Kopf« bei Überlastung, »Ich bin rot angelaufen« bei Scham. Hier kann Somatisierung als Anzeichen für bestimmte Zustände gelesen werden, was es ermöglicht, die eigentliche Ursache zu beheben. Anders ist es jedoch, wenn die Somatisierung anstelle des Affekts tritt, also äquivalent zu diesem erlebt wird. Hier wird lediglich der Körperzustand (die Somatisierung) erlebt und nach einer körperlichen Ursache gesucht – meist vergebens, wie oben beschrieben. Bei der *Konversion*, die nach Sigmund Freud sowohl ein Symptom als auch einen Abwehrmechanismus darstellt, sind sich die Betroffenen häufig der Reaktion auf psychosoziale Belastungen nur teilweise bewusst. Freud (1894, S. 63) beschrieb die Konversion als »die Unschädlichmachung der unverträglichen Vorstellung dadurch, dass deren Erregungssumme ins Körperliche umgesetzt wird« (Schneider-Heine & Kampe, 2025).

Die Somatisierungsstörung ist folglich als Abwehrvorgang von unlösbaren Konflikten und unerträglichen Affekten zu verstehen, steht aber auch mit weiteren Abwehrmechanismen im Zusammenhang: Studien fanden insbesondere die Verwendung des Abwehrmechanismus *Reaktionsbildung* in signifikantem Zusammenhang mit erhöhter Somatisierungsneigung und beobachteten in der Reduktion der Verwendung dieses Mechanismus einen zentralen Wirkfaktor von erfolgreichen Psychotherapien (Hyphantis et al., 2010). *Reaktionsbildung* bedeutet die meist übermäßige Umkehrung eines negativen Affekts, Impulses oder Gedankens in einen gegenteiligen, positiven Ausdruck: Eine Mutter, die unbewusst Ambivalenz oder Wut ihrem Kind gegenüber empfindet, wandelt diese in übermäßige Fürsorge um; eine neidische Bekannte lobt und huldigt die beneidete Person, anstatt ihrem Neid Ausdruck zu verleihen. Eine Person mit stark (unterdrückten) sexuellen Wünschen und Impulsen betont ihre ausgeprägte moralisch-restriktive Haltung gegenüber Sexualität. Diese Umkehr der Affekte führt kurzfristig zwar zu ihrer Unterdrückung, langfristig jedoch nicht zur Abfuhr und zugrunde liegenden Konfliktlösung. Die ungelösten Spannungen bleiben als chronischer Stress erhalten, finden ihren Niederschlag im abgespaltenen somatischen Symptom und erfordern meist längerfristige psychotherapeutische Bearbeitung, um als solche verstanden und nach ihrer Bewusstwerdung gelöst zu werden.

Abwehr bei Traumafolgestörungen

Ein traumatisches Ereignis zeichnet sich dadurch aus, dass es das Empfinden von Sicherheit und Unversehrtheit elementar und unvorbereitet erschüttert. Es beschreibt eine psychische Ausnahmesituation, in der entweder die Betroffenen selbst oder nahestehende Personen existenziell bedroht sind. Nach Traumatisierungen mobilisiert sich die psychotraumatische Abwehr, die eine besondere Qualität hat, da sie im Sinne einer Notfallreaktion besonders schnell und besonders drastisch eingreifen muss, um die Psyche vor einer Überforderung und Fragmentierung zu schützen. Solche drastischen Mechanismen sind meist dissoziativer Natur wie *Depersonalisation, Derealisation, Affektdissoziation* oder das (manchmal auch körperliche) *Erstarren.* Diese kurzfristigen, drastischen und unmittelbar in die Erlebniswelt des Subjekts eingreifenden Mechanismen entkoppeln das affektive und bezogene Erleben von den Geschehnissen der Realität: Ein Gewaltopfer sieht sich selbst von oben oder eine Zeugin eines Unfalls erlebt den Aufprall wie in Zeitlupe und ohne Ton.

Dieser akute Schutz hat jedoch langfristig problematische Konsequenzen: Die mentale Verarbeitung der traumatischen Erfahrung wird verhindert und das traumatische Erlebnis kann nicht – wie harmlose, alltägliche Erlebnisse – ins Langzeitgedächtnis prozessiert werden und dort dem gelegentlichen, bewussten Abruf im Sinne einer Erinnerung zur Verfügung stehen. Durch den Einsatz der Abwehr bei Traumatisierungen direkt in die Affektverarbeitung bleibt die traumatische Erinnerung im affektiven Zentrum »stecken« und benötigt nur kleine Triggerreize (ein ähnliches Geräusch, einen bestimmten Geruch, ein Bild etc.), um genauso plötzlich und überwältigend wieder in unverarbeiteter (»uncontainter«) Form im Bewusstsein aufzutauchen.

Durch den akuten Einsatz dieser traumaspezifischen Abwehr kommt es folglich zu einer kurzfristigen Ausschaltung, jedoch zum Erhalt des affektiven Materials in seiner überfordernden Qualität. Symptomatisch nehmen traumatisierte Menschen dies oftmals als Flashbacks wahr, was ein ständiges Wiedererleben der traumatischen Ereignisse bedeutet. Diese Verarbeitungsstörung führt im Weiteren zu Fixierungen auf das traumatische Erleben von Hilflosigkeit mit zunehmender Tendenz zur Vermeidung von allem, was an das Trauma erinnern könnte, oder sekundären Traumaassoziationen. Diese Vermeidungstendenz engt den Erlebens- und Erfahrungshorizont ein, was – insbesondere bei frühen und repetitiven (Bindungs-)Traumatisierungen – den Entwicklungsraum einer Persönlichkeit deutlich limitiert und behindert. Von Bindungstraumata spricht man bei in der frühen Kindheit einsetzenden, wiederholten bedrohlichen Erfahrungen mit den engsten Bezugspersonen, die gleichzeitig auch die trostspendenden emotionalen Versorgungspersonen sind. Es ist also zu unterscheiden, ob ein Trauma einmalig und isoliert auftritt (z.B. ein schwerer Verkehrsunfall) oder ob die traumatische Situation überdauernd die frühen Beziehungserfahrungen prägt (z.B. andauernde Gewalt oder sexueller Missbrauch durch ein Elternteil). Hier betrifft die Dissoziation nicht nur die isolierten Triggerreize, sondern wirkt sich auf das Beziehungs- und Selbstverständnis aus und damit auf die gesamte strukturelle Entwicklung der Persönlichkeit. Daher wird diese die Persönlichkeit beeinträchtigende Dissoziation auch als »strukturelle Dissoziation« (van der Hart et al., 2008) bezeichnet, die das Konzept der komplexen posttraumatischen Belastungsstörung (KPTBS; jetzt neu in die ICD-11 als Störung mit aufgenommen) prägt. Im Konzeptraum der KPTBS wird zwischen einem *»vermeintlich normalen Persönlichkeitsanteil«* und einem *»dissoziierten emotionalen Persönlichkeitsanteil«* unterschieden. Ersterer versteht sich als Abwehrhülle über dem zweiten, sodass der schwer traumatisierte Mensch eine Scheinpersönlichkeit einsetzen kann, um in der Welt zu funktionieren (nach: Schneider-Heine & Kampe, 2025). Wird der traumatisierte Persönlichkeitsanteil allerdings durch einen traumaassoziierten Auslösereiz (Trigger) aktiviert, kann dieser unkontrolliert und dissoziativ z.B. in Form von Kampf- oder Fluchthandlungen durchbrechen und zu Verhaltensweisen führen, die dem Betroffenen als vollkommen fremd und nicht zugehörig erscheinen und sowohl sich selbst als auch das Umfeld oftmals überfordern. Dies ist dann als Zusammenbruch der Abwehrformation zu verstehen. Um traumaassoziierte Reize zu umgehen, kommt insbesondere *Vermeidung* zum Einsatz, um den Durchbruch des traumatisierten Persönlichkeitsanteils zu verhindern. Diese Vermeidung kann jedoch sehr weitreichend sein und den Erlebens- und Handlungsspielraum einer Person stark einschränken, was mit sozialer Isolation und Dysfunktionalität im Alltag einhergeht (Schneider-

Heine & Kampe, 2025). Bei traumaspezifischen therapeutischen Ansätzen steht daher die systematische, aber portionierte, damit aushaltbare und geschützte Konfrontation mit den traumaassoziierten Reizen und den Folgereaktionen im Behandlungsfokus. Bei Menschen mit schweren Traumatisierungen wird empfohlen, solche Konfrontationen in einem stationären Setting durchzuführen, wo der Erhalt der adaptiven Abwehr gleichzeitig gefördert wird und ausreichend Schutz vor der Destabilisierung durch die Auflösung der Vermeidungsabwehr gewährleistet werden kann.

Abwehr und Neurosenstruktur

Neben den symptomatischen Unterscheidungen psychischer Erkrankungen im Hinblick auf Abwehrprozesse spielt das Konzept der Neurosenstruktur insbesondere in den psychodynamischen Therapien eine entscheidende Rolle. Das Konzept der Neurosenstruktur stammt aus der psychoanalytischen Theorie. Es umfasst die zugrunde liegenden psychodynamischen Mechanismen einer Neurose, basierend auf inneren Konflikten, die unbewusst zwischen Triebwünschen, moralischen Ansprüchen des Über-Ichs und den äußeren Anforderungen der Realität entstehen. Diese Konflikte, die häufig auf frühkindliche Erfahrungen und ungelöste Entwicklungsprobleme zurückzuführen sind, werden durch Abwehrmechanismen wie Verdrängung vor dem Bewusstsein verborgen. Dabei bleiben die verdrängten Inhalte jedoch weiterhin wirksam und äußern sich indirekt in neurotischen Symptomen wie Ängsten, Zwängen oder psychosomatischen Beschwerden, die den Charakter maßgeblich prägen. Die Neurosenstruktur spiegelt somit das Zusammenspiel von unbewussten Wünschen, Konflikten und Abwehrprozessen wider, die die psychische Organisation und die Art der Symptombildung prägen. Die Neurosenstruktur kann auch als die abwehrbedingte Charakterbildung im Umgang mit den frühen, ungelösten Entwicklungskonflikten verstanden werden. Dies ist vorstellbar am Beispiel eines Kindes, das bereits früh in seinen Autonomiebedürfnissen unterdrückt wurde und sich stets unterwerfen musste. Im Erwachsenenalter findet sich nun bei diesem Menschen ein ausgeprägt zwanghafter Charakter wieder, der in jeder Situation auf die korrekte Durchführung aller Prozesse besteht und nicht müde wird, andere Menschen beständig zu kontrollieren und zu korrigieren, was ihn immer wieder in Machtkämpfe bringt, da andere Menschen sich von ihm eingeengt und bevormundet fühlen. Die hier entstandene zwanghafte Neurosenstruktur ist dabei als vorläufige, neurotische Konfliktlösung zu verstehen: Zwar unterwirft sich der Zwangsneurotiker weiterhin seinen nun inneren Zwängen und Unfreiheiten, gleichzeitig löst er in seinem Umfeld viele Konflikte um die Frage, wer Recht hat, aus und lebt die machtvolle Seite des Konflikts aus. Neurosetypen entsprechen nicht notwendigerweise dem namensgleichen Symptom, sodass ein »Zwangsneurotiker« nicht zwingend vollständig die ICD-Kriterien einer Zwangsstörung erfüllen muss, wenngleich es natürlich naheliegt und als Prädisposition zur Ausprägung einer solchen Erkrankung angesehen werden kann. Die Neurosenstruktur (oder: der Neurosentypus) bezeichnet nach psychoanalytischer Theorie also die Charakterformation, die sich im Laufe der Kindheit als Antwort auf die jeweiligen emotionalen Herausforderungen der familiären Situation herausgebildet hat. Diese Struktur besteht aus bestimmten Neigungen, Gedankengängen (»Mindset«) und Verhaltensweisen, denen eine bestimmte internalisierte Beziehungserwartung zugrunde liegt. Bei der depressiven Struktur beispielsweise führt die Erfahrung, dass sich die Bezugspersonen nicht ausreichend um das Kind gekümmert haben und dass dies in der Folge zur Ausschaltung bzw. Abtretung aller Bedürfnisse im Dienste der Nähe führte, dazu, dass eine generalisierte Überzeugung entsteht, man sei die Fürsorge anderer nicht wert. Auf Basis dieser Überzeugung werden dann kompensatorisch stereotype Verhaltensweisen entwickelt, die in der Konsequenz zur unbewussten Wiederholung der alten Glaubenssätze führen. So ist die Neurosenstruktur folglich eine unbewusste, meist unvorteilhafte, abwehrcharakteristische Lösung eines psychodynamischen Entwicklungskonflikts, die zur psychischen Erkrankung führt.

Die Neurosenstruktur ist mit dem Konzept der Abwehr eng verbunden. Im Rahmen klinischer Beobachtungen (König, 2013) und empirischer Untersuchungen (Perry et al., 2013) konnten spezifische Abwehrmechanismen heuristisch spezifischen Neurosenstrukturen zugeordnet werden. Die Identifikation der Neurosenstruktur ist ein zentrales Element in der psychodynamischen Diagnostik. Häufig lässt sie sich bereits anhand der in die Therapie führenden Symptome ablesen. Beispielsweise liegt einer präsentierten Phobie eine insgesamt phobische Neurosenstruktur zugrunde, doch ist dies keine zwangsläufige Kausalität. Ein zentrales Element in der psychodynamischen Therapie ist dann die Bearbeitung der Neurosenstruktur insbesondere im Hinblick auf ihren Abwehrgehalt. Wenn Patient:innen verstehen, welcher durch diese Struktur abgewehrte Grundkonflikt zugrunde liegt, können Gedanken und Verhalten meist verändert und der Konflikt gelöst werden. Es ist daher zentral, die Abwehrfunktion und die damit verbundenen Mechanismen zu erkennen. In Tabelle 4 werden diese zunächst überblicksartig aufgeführt und dann für jede Neurosenstruktur in ihrer Funktion kurz erläutert.

Tabelle 4: Abwehr bei bestimmten Neurosetypen

Neurotische Manifestation	**Dominierende Abwehrstruktur**
Hysterische Neurosenstruktur	Verdrängung, Konversion
Phobische Neurosenstruktur	Verschiebung, Vermeidung
Depressive Neurosenstruktur	Wendung gegen das Selbst, altruistische Abtretung, Identifikation mit dem Aggressor
Zwangsneurose	Rationalisierung, Ungeschehenmachen, Isolierung, Intellektualisierung, Reaktionsbildung

Bei dem *hysterischen Neurosentypus* geht die Theorie von der Verdrängung als maßgeblicher Abwehrbasis aus. Hierbei wird das eigentliche emotionale Anliegen, der Konflikt oder der auslösende Wunsch aus dem Bewusstsein ausgeklammert und in anderen Kontexten deutbar erlebt, zum Beispiel in Träumen, in einer körperlichen Konversion wie Somatisierungen oder in Beziehungen. Durch diese Dissoziation kommt es zu Bedeutungszuschreibungen und übersteigerter Emotionalität in vermeintlich unpassenden Kontexten, was das Wesen des hysterischen Neurosentypus prägt.

Bei dem *phobischen Typus* sind die Verschiebung und Vermeidung zentrale Mechanismen. In der psychoanalytischen Störungslehre wird davon ausgegangen, dass insbesondere bei der spezifischen Phobie das angstauslösende Objekt nicht der Ursprung des unguten Gefühls ist. Vielmehr wird vorausgesetzt, dass ein isoliertes Phänomen von der Psyche verwendet wird, um den Affekt darauf zu bündeln und zu entladen, ohne sich mit dem eigentlichen Konflikt auseinanderzusetzen. Eine bekannte Analogie ist die Spinnenphobie: Das ängstigende Objekt der Spinne ist ein Substitut für ein anderes Objekt, etwa Mutter oder Vater. So kann der Affekt auf die Spinne verschoben und der Initialkonflikt vermieden, also abgewehrt werden. Wenngleich die Evidenzlage für diese Theorie gering ist, hat es sich als fruchtbar erwiesen, bei spezifischen Phobien auf biografische Spurensuche zu gehen, da es häufig Motive in relevanten Beziehungen gibt, die darunterliegen. Darüber hinaus resultiert eine Phobie meist in ausgeprägtem Vermeidungsverhalten, und zwar sowohl was den primären als auch den sekundären auslösenden Konflikt bzw. das auslösende Objekt angeht.

Bei der *depressiven Neurosenstruktur* dominieren gegen das Selbst gerichtete Mechanismen. Bei Menschen mit depressiven neurotischen Strukturen findet man gehäuft eine Neigung zur *pseudo-altruistischen Bedürfnisabtretung*. Dies bedeutet, eigene Wünsche, Sehnsüchte und Bedürfnisse werden dem Ich abgesprochen (in der Erwartung, dass sie ohnehin nie erfüllt werden) und dafür bei anderen kompensatorisch erfüllt. Menschen mit dieser Neurosenstruktur haben nicht selten eine Neigung, sich bis zur Selbstaufgabe für andere aufzuopfern und ein vermeintlich bedürfnisloses Leben zu gestalten (»Mir geht's gut«, »Ich komm' schon zurecht« etc.). Dabei wiederholt sich die oft früh gemachte Erfahrung, dass die eigenen Bedürfnisse keine Rolle spielten oder auch im Erwachsenenalter immer wieder missachtet werden. Damit einher geht die *Wendung der Aggression gegen das Selbst*: Die eigentlich frustranen Objekte (früher die vernachlässigenden Eltern, heute vielleicht der selbstbezogene Partner) werden geschont, indem ihnen kein Vorwurf gemacht wird, dass sie keine Rücksicht nehmen. Die dabei entstehende, aber unterdrückte Aggression findet ihren Kanal im Subjekt, das oftmals in selbstentwertende Gedanken (»Ich bin es halt einfach nicht wert, dass sich jemand für meine Bedürfnisse interessiert«) mündet, die bis hin zum Suizid gehen können. Dies führt unter Umständen sogar zu einer *Identifikation mit dem früher entwertenden Aggressor*, sodass der erwachsene Umgang mit sich selbst die frühen Erfahrungen aus der Kindheit wiederholt. Bei depressiven Neurosen spielt die Frage nach der Aggression und dem Umgang mit der eigenen Bedürftigkeit, die oftmals als Schwäche entwertet wird, eine besondere Rolle hinter der Abwehr. Die depressive Symptomatik selbst kann dabei als Teil der Abwehrformation verstanden werden.

Bei der *zwangsneurotischen Struktur* findet man verschiedene Abwehrmechanismen gehäuft, die diese Charakterstruktur ausmachen. Auch hier ist es wichtig, festzuhalten, dass der zwanghafte Charakter nicht immer eine klinische Zwangsstörung aufweisen muss. Gemeint ist zunächst eine Neurosenstruktur, die sich meist durch starke Affektabwehr auszeichnet, indem Rationalisierungen und Intellektualisierungen eingesetzt werden, um sich ein Gefühl oder einen Konflikt rational zu erklären. Häufig haben diese Menschen größere Schwierigkeiten, in Kontakt mit eigenen Affekten zu kommen und diese zu erleben. Sie wirken kühl und distanziert, was bereits Produkt der Abwehrleistung ist. Zwangshandlungen dienen häufig dem Ungeschehenmachen von Konflikten, zum Beispiel einem Schuldgefühl oder einer Aggression, wie etwa bei einem Mann, der seine Wut in der Beziehung jahrelang unterdrückt und dabei stets an der Angst leidet, er könne der Ehefrau etwas antun. Um sich über diese Angst Kontrolle zu verschaffen, wischt er jeden Tag den Fußboden – ein Ritual, das ihm vermeintlich Sicherheit gibt. Hier spielen insbesondere *magisches Denken* und der Wunsch nach *Kontrolle* eine Rolle. Ein zentrales Element bei der zwanghaften Neurosenstruktur ist die Isolation des Affekts. Gedanken und Verhaltensweisen werden substituierend eingesetzt, damit das unangenehme Gefühl nicht ins Bewusstsein dringt.

Weitere neurotische Formationen sind die schizoide, paranoide, narzisstische und borderline Neurosenstruktur. Diese werden im folgenden Abschnitt der Persönlichkeitsstörungen vertieft beschrieben.

Insgesamt wird bereits hier die konzeptuelle Nähe zwischen Abwehrmechanismen, Charakter und Persönlichkeitsstruktur deutlich: Erstens prägt die Abwehr den (unbewussten) Umgang mit den eigenen Gefühlen, die Fähigkeit zum Herstellen von Nähe und den persönlichen Umgang mit Konflikten, was wesentlich die Charakterstruktur determiniert. Zweitens bedingt die Adaptivität der Abwehrstruktur das Funktionsniveau der Persönlichkeit und kann als entscheidender Marker der strukturellen Reife einer Persönlichkeit verstanden werden. Abwehr und Persönlichkeit sind folglich nicht als trennbare Entitäten zu verstehen.

Abwehr und Persönlichkeitsstörungen

Persönlichkeitsstörungen (PS) bzw. Persönlichkeitsentwicklungsstörungen bezeichnen eine Gruppe von Menschen, bei denen wesentliche regulative Funktionsbereiche der Ich-Struktur beeinträchtigt oder maladaptiv kompensiert sind und die darunter in klinisch relevantem Ausmaß leiden (oder: das Umfeld leidet). Dies äußert sich sowohl im Umgang mit sich selbst, beispielsweise in Problemen der Emotionsregulation oder Impulssteuerung, der Fähigkeit, sich Ziele zu setzen und diese zu verfolgen sowie eigene Handlungen sinnvoll zu steuern. In der zentralen Persönlichkeitsdimension Identität weisen Menschen mit PS gravierende Beeinträchtigungen in der Stabilität des Selbstwertes, der Fähigkeit zum Aufrechterhalten von Selbstgrenzen und einer realistischen und nuancierten Selbstwahrnehmung auf. Darüber hinaus haben Personen mit PS gravierende Probleme in der Beziehungsführung, zum Beispiel im Austarieren von Nähe und Distanz, der Fähigkeit zur Empathie, der Selbstreflexion und der Reziprozität insbesondere in Konfliktsituationen. Andere Menschen und die Welt im Allgemeinen werden als bedrohlich, unberechenbar und feindselig wahrgenommen, eine Erlebnisstörung, der häufig projizierte aggressive Anteile des Selbst zugrunde liegen. Die maladaptive Abwehrstruktur bei Menschen mit PS ist in der psychoanalytischen Theorie als der Kern der Störung der Persönlichkeitsentwicklung zu verstehen.

In den Neufassungen der internationalen Klassifikationssysteme psychischer Störungen (ICD-11; Tyrer et al., 2011; DSM-5; APA, 2014) hat sich in den letzten Jahren bei den PS ein bedeutsamer Wandel vollzogen. Während aktuell kategoriale Diagnosen vergeben werden (siehe Tabelle 5), in denen die unterschiedlichen Störungen nach eigenschaftsbasierten Symptomgruppen klassifiziert werden, schlagen die neuen Modelle ein hybrides Modell der Schweregraddiagnostik vor, in dem Beeinträchtigungen in der Persönlichkeitsfunktion (in den Bereichen des Selbst und der Beziehungsfähigkeiten) und dysfunktionale Eigenschaften diagnostiziert werden. Die aktuell verwendeten Kategorien werden dabei abgelöst von einer dimensionalen Diagnostik der Persönlichkeitsfunktion (Kriterium A) sowie den maladaptiven Charaktereigenschaften (Kriterium B). Die in diesem Kapitel verwendeten Zuteilungen beziehen sich noch auf das alte, noch vorherrschende Diagnosemodell. Wenngleich es sowohl aus wissenschaftlicher als auch aus klinischer Perspektive vielfach kritisiert wurde, kann man die artifiziellen Diagnosekategorien als Klassifikationen unterschiedlicher Kompensationsformen von Persönlichkeitspathologie verstehen. So ist davon auszugehen, dass bei allen Menschen mit PS gravierende Beeinträchtigungen in der Persönlichkeitsstruktur vorliegen, die sich sowohl auf intrapsychische als auch interpersonelle Aspekte beziehen. Die Borderlinestörung kann als eine ursprüngliche Erscheinungsform von PS verstanden werden, da sie die typischen Symptome von Menschen mit diesen ausgeprägten Regulationsstörungen aufweist. Die anderen Störungskategorien zeigen grundsätzlich dieselben funktionalen Schwierigkeiten, bedienen sich jedoch spezifischer maladaptiver Abwehrmechanismen, um diesen Schwierigkeiten zu begegnen: So wird das chronische Selbstwertdefizit bei Narzissmus beispielsweise durch Grandiosität, narzisstische Fantasien und Entwertung anderer kompensiert, was diese Störungskategorie in ihren Hauptsymptomen ausmacht. Die histrionische Störung hingegen bedient sich Mechanismen wie Regression, Dramatisierung und Dissoziation, um mit den darunterliegenden Instabilitäten umzugehen, schizoide Menschen nutzen den (emotionalen) Rückzug, paranoide Persönlichkeiten die projektive Auslagerung der Affekte, ängstliche Menschen die Vermeidung, dependente die Verschmelzung mit dem Objekt.

Während bei neurotischen Störungen häufig die intrapsychischen Abwehrformationen im Vordergrund stehen, stehen bei den PS die weniger reifen, also interpersonellen Abwehrprozesse im Vordergrund. Sie bedingen sowohl die Psychopathologie als auch die Beziehungsgestaltung und die therapeutische Beziehung (etwa durch Projektionen oder Entwertung). Die folgende Tabelle 5 zeigt die zentralen Persönlichkeitsstörungen und die in der jeweiligen Störungsgruppe dominierend verwendeten Abwehrmechanismen.

Die in der Tabelle aufgeführten Mechanismen beschreiben lediglich den das spezifische Störungsbild ausmachenden Mechanismus. Menschen mit PS haben im Allgemeinen eine schwere Beeinträchtigung im Persönlichkeitsfunktionsniveau und gravierende Schwierigkeiten mit sich selbst und in Beziehungen. Es ist bekannt, dass Menschen mit Persönlichkeitsstörungen jedweder Kategorie eine maladaptive Abwehrstruktur aufweisen, also spaltungsbasierte

Tabelle 5: Persönlichkeitsstörungen nach ICD-10 und ihre dominierenden Abwehrmechanismen[3]

Störungskategorie F 60	Bezeichnende Abwehrmechanismen
Borderline-Persönlichkeitsstörung (F60.31)	Spaltung, Projektive Identifizierung, Wendung gegen das Selbst, Acting-out
Narzisstische Persönlichkeitsstörung (F60.08)	Omnipotente Kontrolle, Grandiositätsfantasien, Idealisierung und Entwertung, Projektion
Paranoide Persönlichkeitsstörung (F60.0)	Paranoide Projektion
Schizoide Persönlichkeitsstörung (F60.1)	Affektisolation, paranoide Projektion
Dependente Persönlichkeitsstörung (F60.7)	Regression, Vermeidung, Idealisierung,
Histrionische Persönlichkeitsstörung (F60.5)	Dramatisierung, Regression, Dissoziation
Ängstlich-vermeidende Persönlichkeitsstörung (F60.6)	Vermeidung, Verschiebung

Tabelle als Zusammenschau der Befunde von Cramer (1999); Di Giuseppe et al. (2020); Lingiardi et al. (1999); Perry et al. (2013)

Mechanismen verwenden. Die *Aufteilung der Welt in Schwarz und Weiß (Spaltung)*, die durch *Projektionen*, *Externalisierung* und *Verleugnung* erheblich verzerrte Realitätswahrnehmung und die durch interaktionelle Mechanismen stark beeinträchtigten Beziehungen sind Kernprobleme aller Menschen mit PS. Diese Kern-Abwehrmechanismen sind am eindeutigsten bei der Borderlinestörung zu sehen. Bei den anderen Störungen sind diese Mechanismen zwar auch zu finden, werden jedoch von anderen Mechanismen der jeweiligen Kategorie dominiert. Die Zuteilung zu diesen distinkten Kategorien hat sich jedoch in der empirischen Forschung und klinischen Praxis vielfach als uneindeutig, willkürlich und artifiziell erwiesen (Zimmermann et al., 2019). Die neuen, dimensionalen Schweregradmodelle sollen dem Kern der Störung (also den Beeinträchtigungen in den Funktionsbereichen des Selbst und der Beziehungen) Rechnung tragen, sinnvoller und angemessener diagnostizieren und mit konkreten therapeutischen Empfehlungen einhergehen (Bach & Simonsen, 2021).

Da die spezifische maladaptive Abwehrstruktur bei Menschen mit PS von besonderer störungsbedingender Bedeutung ist und auch die therapeutische Beziehung elementar und bis zur Gefährdung davon beeinträchtigt ist, sollen im Folgenden die Borderlinestörung und die narzisstische Störung und ihre Abwehrstruktur noch einmal gesondert betrachtet werden.

Borderlinestörung

Die Borderlinestörung (BPS) ist eine der am häufigsten diagnostizierten Persönlichkeitsstörungen und insbesondere in Otto F. Kernbergs Modell der Persönlichkeitsorganisation (1967) auch der Phänotyp einer schweren Persönlichkeitsentwicklungsstörung (wobei hier die Unterscheidung zwischen der Borderline-Störung und dem Borderline-Organisationsniveau, auf dem sich ebenso alle anderen PS-Kategorien einordnen lassen, zentral ist. Wesentliche Diagnosekriterien für das Vorliegen einer BPS sind eine schwere Identitätsdiffusion, die Instabilität und Abhängigkeit des Selbstwertes, ein chronisches Gefühl innerer Leere, Störungen der Impulsivität und Affektivität bis hin zu Selbstverletzung und Risikoverhalten, chronische Verzweiflung, Selbsthass und Suizidfantasien. Hinzu kommen ausgeprägte Beziehungsstörungen, meist mit einem Gefühl des Angewiesenseins auf andere Menschen, das durch heftige Eifersucht, unkontrollierbare Wut und überdauernde Konflikte zwischen extremer Nähe und plötzlichen Zurückweisungen geprägt ist. Menschen mit BPS haben erhebliche Schwierigkeiten in allen Bereichen des Lebens, nicht nur im Umgang mit sich selbst und in Beziehungen, sondern auch in ihrer akademischen Entwicklung und im Beruf, im Umgang mit Geld und Besitz sowie im Aufbau eines stabilen psychosozialen Umfeldes. Sie zeigen deutlich mehr psychische Belastung als Menschen ohne BPS, geraten häufiger in Krisen, benötigen längere und intensivere psycho- und sozialtherapeutische Unterstützung und sind weniger erfolgreich und weniger zufrieden als Menschen ohne diese Störung.

Die BPS ist folglich eine Persönlichkeitsentwicklungsstörung, die mit erheblichen Nachteilen für die Betroffenen einhergeht. Gründe dafür sind nicht zuletzt in der dysfunktionalen Abwehrstruktur zu finden, die unterhalb der Symptome liegt. Die *spaltungsbasierte Abwehr* kann als ursächlich sowohl für die gravierenden Beeinträchtigungen in der Integration der Identität als auch in der Beziehungsgestaltung verstanden werden. Doch auch die anderen Abwehrmechanismen, die mit der Borderlinestörung assoziiert sind, bedingen das Funktionsniveau der Störung maßgeblich. Im Folgenden sollen die Mechanismen der Spaltung und der Projektiven Identifizierung hervorgehoben werden.

Der Mechanismus der Spaltung hat bei dem Verständnis von

Persönlichkeitsstörungen eine Schlüsselposition inne, da er das Entwicklungsartefakt der Unvereinbarkeit gegensätzlicher Anteile beschreibt, die die betroffene Person bei sich oder bei anderen erlebt. Dies lässt die spaltende Person zwischen meist sehr starken Affekten der Aggression in einem Moment und sehr starken Affekten der Leidenschaft, Liebe und Abhängigkeit im nächsten Moment oszillieren, ohne eine Verbindung zwischen ihnen herstellen zu können. Das Resultat ist ein beständiges Gefühl von Unberechenbarkeit und Ausgeliefertsein sowie die Angst vor der heftigen Aggression, die als totalitär oder zerstörend wahrgenommen wird, weil es keine Verbindung mehr zu dem liebenden Anteil gibt. In der Spaltung liegt auch die Angst vor den Beziehungen begründet, da diese immer wieder in Zerstörung münden und mit intensivem Schmerz, Enttäuschung und Aggression gegen das Selbst gewendet einhergehen (Schneider-Heine & Kampe, 2025).

Der Mann fürs Leben – Fallbeispiel zur Spaltung

Eine Borderlinepatientin berichtete von einer neuen Partnerschaft, die sie seit dem letzten Wochenende eingegangen sei. Der Partner sei »der Mann fürs Leben«, sie habe immer gewusst, dass es die Liebe auf den ersten Blick gebe, er würde sie ohne lange Erklärungen verstehen und ihr »die ganze Welt zu Füßen legen«. Auf Nachfragen der Therapeutin, wie er denn konkret sei und ob es auch andere Gefühle zu der Beziehung gebe, reagiert die Patientin irritiert und verneinend. Etwas später berichtet die Patientin, dass der Mann sich von ihr eine beträchtliche Summe Geld geliehen habe. Sie habe außerdem für ihn eine Bürgschaft bei einer größeren Investition übernommen, wenngleich sie selbst eigentlich keine großen Mittel habe. Zunehmend ins Gespräch gebrachte Bedenken der Therapeutin, ob hinter dieser schnellen Liebe auch noch andere Motive stehen könnten, wehrt die Patientin vollständig ab, indem sie diese nicht einmal im hypothetischen Möglichkeitsraum entstehen lässt. Der Partner sei »so loyal und plane eine Verbindung für die Ewigkeit«, sodass es ihr angemessen erschien, bereits in diesem frühen Stadium der Beziehung langfristige Investitionen zu tätigen.

Wenige Wochen später kommt die Patientin in schwerer Krise in die Therapiestunde. Der Partner habe sie »aus dem

> Nichts« verlassen, keine seiner Schulden zurückgezahlt und auch die Handynummer funktioniere nicht mehr. Er sei »das Allerletzte, der schlimmste Mensch, der ihr jemals begegnet sei«. Nun habe es sich einmal wieder bestätigt, Menschen und »die ganze Welt« seien unberechenbar, man könne einfach niemandem trauen und in nahen Beziehungen werde man »am Ende eh immer nur ausgenutzt«.

Das Fallbeispiel demonstriert die Spaltungsabwehr der Patientin, die es ihr »auf der einen Seite« (der Idealisierung) nicht möglich werden ließ, negative Anzeichen zu antizipieren, da diese vollständig aus dem Erleben ausgeklammert wurden. Die dadurch unvorsichtige, einseitige Wahrnehmung führte schlussendlich dazu, dass die Patientin nicht in der Lage war, für die Therapeutin durchaus offensichtliche negative Konsequenzen und maligne Intentionen frühzeitig zu sehen. Als diese dann in der Realität unvermeidbar über die Patientin einbrachen (durch das Verlassenwerden durch den Partner), eröffnete sich für sie die andere Seite der Spaltung, auf der es wiederum keinen Zugang mehr zu den zuvor noch positiven Gefühlen und Erlebnissen gab.

Der bereits früh in der psychischen Konstitution angelegte Mechanismus der Spaltung hatte oft schon in der Kindheit die Funktion, unvereinbare Realitäten auseinanderzuhalten. Im Erwachsenenalter (wie in der oben beschriebenen Situation) führt die Spaltung jedoch dazu, dass die Welt immer wieder als unberechenbar erlebt wird, da die Fähigkeit zur ganzheitlichen Wahrnehmung und integrativen Antizipation maßgeblich beeinträchtigt ist.

Das Prinzip der Spaltung ist bei Menschen mit Persönlichkeitsstörungen *der* zentrale pathologische Mechanismus, der eine Reihe von Störungen in der Selbst- und Fremdwahrnehmung bis hin zu daraus resultierenden schädlichen Verhaltensweisen bedingt. Die Arbeit an der Spaltung ist daher in jeder Therapieschule ein zentrales Element in der Psychotherapie von Menschen mit einer Borderlinestörung.

Ein weiterer interpersoneller Abwehrmechanismus, der bei Persönlichkeitsstörungen generell, aber zentral auch bei der Borderlinestörung zu finden ist, ist die *Projektive Identifizierung*. Bei der *Projektiven Identifizierung* werden unerträgliche, destruktive Repräsentanzen in andere Menschen verlagert, um diese Teile außerhalb des Selbst zu kontrollieren oder zu zerstören und sie damit aus der (inneren) Welt zu schaffen (Ehlers, 2014). Unerträgliche Selbstanteile oder Affekte werden dabei in andere Menschen projiziert und das Umfeld zusätzlich durch (unbewusste) Verhaltensmanipulationen dazu gebracht, sich auch noch entsprechend zu verhalten und zu fühlen. Das Gegenüber wird nicht mehr nur durch Projektion verzerrt wahrgenommen, sondern auch noch danach behandelt, sodass sich die Projektion vermeintlich bewahrheitet. Das folgende Fallbeispiel soll diesen Mechanismus veranschaulichen.

Du fühlst dich, wie ich mich fühle – Fallbeispiel zur Projektiven Identifizierung

Eine Borderlinepatientin kommt in eine neue Therapiegruppe und hat große Angst davor, dass andere sie ablehnen könnten. Hinter dieser Angst steht die Selbstrepräsentanz, nicht liebenswert und eigentlich ein »abstoßender Mensch« zu sein. Die Borderlinepatientin kommt nun in die neue Therapiegruppe und projiziert den Anteil des »abstoßenden Menschen« auf eine andere Patientin (»Die guckt mich schon so bösartig an, ich wette, die hat es auf mich abgesehen!«), sodass sie dann jedes Verhalten, jede Kontaktaufnahme und jeden Blick als Bestätigung dieser Annahme interpretiert und sich ihrerseits entsprechend abweisend und aggressiv verhält (aufgrund ihrer projektiven Annahme, andere Menschen seien bösartig). So passiert es nun, dass die Mitpatientin von dem projizierten Affekt der Borderlinepatientin infiziert wird, indem sie ihn als ihren eigenen erlebt: Durch das Verhalten der Borderlinepatientin fühlt sie sich nun selbst »abgestoßen«, was in ihr plötzlich ungewohnt heftige Gefühle von Verunsicherung und Abgelehntsein hervorruft. Was sie nicht weiß, ist, dass sie zum Counterpart einer Projektiven Identifizierung geworden ist und nun als Manifestation eines Selbstanteils wurde, der für die eigentlich davon betroffene Patientin nicht auszuhalten war und deshalb in die Mitpatientin ausgelagert werden musste. So wird bei der Projektiven Identifizierung also das Gegenüber mit dem unerträglichen Selbstanteil und Gefühl »identifiziert«, was der projizierenden Person (hier: der

> Borderlinepatientin) kurzfristig Entlastung und Kontrolle im zwischenmenschlichen Geschehen verschafft, langfristig allerdings zu einer fortwährenden Bestätigung ihrer frühen Beziehungserfahrungen und malignen Selbstannahmen führen wird, da sich die Mitpatientin voraussichtlich nun ihrerseits aus Verunsicherung abwenden wird und sich die Borderlinepatientin in ihrer projizierten Annahme bestätigt fühlen wird. Projektive Identifizierung kann mit allen (negativen) Affekten vorkommen, insbesondere bei Wut, Selbstunsicherheit, Scham, Angst vor Verlassenwerden oder Schuldgefühlen.

Die Projektive Identifizierung kann allerdings auch therapeutisch genutzt werden, wenn Therapeut:innen diesen Vorgang bemerken. Voraussetzung ist, dass diese sich einerseits darauf einlassen können, sich mit dem projizierten Affekt zu identifizieren, ihn aber gleichzeitig aus einer Metaposition erkennen und sich eben nicht entsprechend der Projektion verhalten, sondern diese »verdaut« an die Patientin zurückgeben. Dann ist die Projektive Identifizierung ein konstruktives Element, in dem die Möglichkeit von Erkenntnis und Neuerfahrung liegt. In Winfried Bions »Container-Contained«-Modell (1992) wird das Gegenüber als Behälter für unerträgliche Affekte beschrieben, der die unverdauten, in ihn hineingebrachten Affekte halten, portionieren und verarbeiten muss. Wenn es gut läuft, kann »der Behälter« (Therapeut:in, Eltern etc.) eine verstehende, »entgiftende« Funktion übernehmen und langsam und empathisch die Urheberschaft (und damit die Steuerbarkeit) an das eigentliche Subjekt zurückgeben. Dieser Prozess ist einer der zentralen Wirkfaktoren der analytischen Therapie. Im Beispiel oben, in dem sich das Gegenüber dann so verhalten und gefühlt hat, wie es in es hineingelegt wurde, wäre eine »entgiftete« Variante, dies zu bemerken und die Borderlinepatientin beiseitezunehmen und ihr zu sagen (hier nun sehr künstlich, um der Veranschaulichung Willen): »Ich wollte gerade auf dich zugehen und dich ansprechen, aber du bist sehr abweisend zu mir und gibst mir das Gefühl, dass du mich schrecklich findest. Ich kann mir vorstellen, dass es nicht so leicht ist, neu in diese Gruppe zu kommen, und dass das Angst macht, mir ging das auch so. Wenn du möchtest, könnten wir nachher noch einen Kaffee trinken gehen.« Hier hätte das aufmerksame Gegenüber also einen Weg gefunden, die Projektive Identifizierung aufzulösen, indem es den erlebten Affekt und die vermutete darunterliegende Angst benannt hat und bei sich und ihrem ursprünglichen Interesse an einer Kontaktaufnahme bleiben konnte, ohne sich vom projizierten Affekt identifizieren zu lassen. Durch diese »Entgiftung« kann also Veränderung (vs. Reinszenierung) für die Borderlinepatientin gelingen. Allerdings ist diese Mentalisierungshilfe außerhalb von therapeutischen Situationen nicht die Regel, sodass Projektive Identifizierung in der Realität zu schweren Konflikten, Missverständnissen und Kontaktabbrüchen führt und der zentrale Mechanismus ist, der für die Beziehungsschwierigkeiten von Patient:innen mit PS verantwortlich ist.

Der Vorgang der Projektiven Identifizierung kann jedoch im therapeutischen Kontext ein konstruktiver Prozess sein, insbesondere durch die Arbeit mit der Gegenübertragung: Abgelehnte Selbstanteile werden im Gegenüber (Therapeut:in) verortet (projiziert) und greifen so das Selbstwertgefühl nicht an. Das Erkennen der Projektiven Identifizierung durch Therapeut:innen bietet die Chance, mit dem abgewehrten Selbstanteil, der nun im Gegenüber »lebendig« wird, im Kontakt zu bleiben. Wird dieser abgewehrte Selbstanteil von Therapeut:innen verstanden und empathisch zurückgespiegelt, können sich Patient:innen mit diesem Anteil auseinandersetzen, die Angst davor verringern und sich für alternative Handlungsoptionen entscheiden, was langfristig zu einer deutlichen Stabilisierung der zwischenmenschlichen Beziehungen führt (Schneider-Heine & Kampe, 2025).

Als abschließende Bemerkung sei an dieser Stelle auch noch angeführt, dass zu der Anwendung einer Projektiven Identifizierung immer zwei Personen gehören. Es wäre missverständlich zu sagen, dass Borderlinepatient:innen an allen aufkommenden Konflikten aufgrund dieses Mechanismus einzig und allein schuld sind. Die Empfänglichkeit, Projektionen anzunehmen und sie auszuagieren, hat abermals auch mit der Persönlichkeitsstruktur des Gegenübers zu tun, das am Ende stets selbst für seine Handlung und Reaktion verantwortlich bleibt und wiederum eigene Unsicherheiten, Aggressionen und projektive Elemente mit in den Raum bringt.

Narzissmus

Kaum ein anderes psychologisches Phänomen findet aktuell so viel Aufmerksamkeit und mediale Beschäftigung wie der Begriff »Narzissmus«. Narzissmus ist schillernd und erfolgreich, tiefgründig und charmant, wird bewundert und idealisiert. Und löst doch Neid und eine Entwertungsabwehr aus bei jenen, die nicht mithalten können, sowie passiv-aggressive Abgrenzungsversuche und außerordentliche Schadenfreude, wenn die beneideten Objekte scheitern oder »enttarnt« werden. Die grandiose Seite des Narzissmus hat etwas Begehrliches, dabei jedoch in ihrem Wesen etwas Entleertes, etwas Exklusives, das andere braucht, die es nicht haben, und etwas Aggressives, das diese Grenze zwischen sich und den anderen sicherstellen muss, da sonst die Schalheit, Falschheit und die darunterliegenden Unsicherheiten ans Licht zu kommen drohen: die narzisstischen Kernaffekte Scham und Beschämung, Wut, Angst und Selbstverachtung. Narzissmus polarisiert, be- und entwertet und vergibt Sinn und Bedeutung mit dem Vorbehalt, diese bei Nichterfüllung der gesetzten Ansprüche wieder zu entziehen. Narzissmus ist genussvoll und stets eine Anstrengung und eine Bedrohung.

Das klinisch-psychologische Phänomen des Narzissmus stellt in vielerlei Hinsicht eine Sonderform der Persönlichkeitsstörungen dar. Narzisstische Störungen sind dafür bekannt, schwer zu diagnostizieren und entsprechend schwer zu behandeln zu sein. Grund dafür sind die ambivalenten Eigenschaften des Narzissmus: Wenngleich wir im klinischen Kontext Narzissmus als Pathologie beschreiben und uns therapeutisch mit außerordentlichen Herausforderungen konfrontiert sehen, hat die Eigenschaft an sich auch viele positive Seiten. Studien zeigen beispielsweise, dass narzisstische Ausprägungen bis zu einem gewissen Grad mit psychischer Gesundheit, mit Erfolg, Kreativität und Lebensqualität korrelieren (Campbell et al., 2000; Campbell et al., 2002; Foster et al., 2006; Morf & Rhodewalt, 2001). Dennoch stellt die narzisstische Störung eine der am schwersten zu behandelnden Störungen dar (Ellison et al., 2013; Kernberg, 2007; Little, 2006). Grund dafür ist der *Abwehrcharakter* der Pathologie, die Otto F. Kernberg (1975) als *»character defense«* bezeichnet hat.

Der Abwehrcharakter der narzisstischen Störung

Wenngleich es in der psychoanalytischen Tradition unterschiedliche und teilweise konkurrierende Entstehungstheorien zum Narzissmus gibt, herrscht Einigkeit in der Definition, dass es sich bei narzisstischen Pathologien um frühe Selbstwertstörungen handelt. Ein Kind, das im Laufe seiner Entwicklung eine narzisstische Störung entwickelt, hatte bereits in frühen Jahren der Selbstwertentwicklung nicht die Möglichkeit, diesen nuanciert, realistisch, ambivalent und insgesamt positiv besetzt zu etablieren. Erfahrungen von Entwertung und emotionaler Vernachlässigung und Grenzenlosigkeit werden als ätiologische Bedingungen für die Ausprägung einer narzisstischen Störung verstanden.

Die Entstehung narzisstischer Störungen resultiert folglich aus frühen Abwehrversuchen unerträglicher, teilweise zerstörerischer früher Erfahrungen. Der begleitende Grandiositätscharakter entsteht als Verschmelzung idealer Fantasien (über sich selbst und über andere) mit der erlebten Realität, sodass die Wunschfantasie zum Selbstverständnis über die eigene Person wird. Um das Gefühl des Nicht-gewollt-Seins zu kompensieren, kommt es zu einer Charakterausprägung, die dieses Gefühl nun abwehrt und in sein krassestes Gegenteil – von allen begehrt zu werden – umwandelt und gleichzeitig die erfolgreich abgewehrten Gefühle von Kleinheit und Verachtung bei anderen deponiert. Die grandiose Charakterformation ermöglicht dem Ich, die erlebte Kleinheit aus dem Selbstbild abzuspalten, sodass der narzisstische Charakter selbst zum Abwehrinstrument wird – und damit Fluch und Segen zugleich ist.

Narzissmus bildet sich auf einem breiten Spektrum der Funktionalität ab. *Gesunde narzisstische Ausprägungen* sind Motivation, Libido und Triebkraft für Weiterentwicklung, Zielstrebigkeit und Erfolg. Die Lust, ein eigenes Ideal zu verfolgen, ist zunächst ein gesunder Ansporn, der das Leben mit Sinn, Freude und Vitalität versorgt. Dazu gehört auch der normale Wunsch, von anderen positiv bewertet zu werden, sich in einem gewissen Maß in der Welt darstellen zu wollen (ein bestimmtes Talent, das Aussehen, einen Erfolg etc.) und in Gruppen dazugehören und in diesen auch einen wichtigen Platz einnehmen zu wollen. Studien konnten zeigen, dass diese narzisstischen Eigenschaften positive Korrelate mit sich bringen, zum Beispiel Lebenszufriedenheit, psychische

Gesundheit, beruflichen Erfolg, Selbstzufriedenheit, Kreativität, Problemlösefähigkeiten etc. Andere Studien zeigten, dass diese narzisstischen Ausprägungen auch mit gesundem Selbstbewusstsein und der Fähigkeit, das Selbst realistisch, positiv und libidinös zu besetzen, einhergehen. Ein Mangel an Ausprägung dieser Eigenschaft hat hingegen negative Auswirkungen auf die Bewertung des Selbst, die Qualität der Beziehungen und andere Erfolgsmaße des Lebens. Ein Fehlen dieses »gesunden Selbstbewusstseins« kann bereits vulnerable narzisstische Formen annehmen, also ein potenziell neurotisches Selbstwertdefizit bedeuten.

Von *neurotischem Narzissmus* spricht man, wenn die Sorge um das eigene Gesehenwerden zum inneren Zwang und zur äußeren Notwendigkeit wird. Diese Sorge um die Anerkennung des eigenen Wertes steht im Zentrum der Beschäftigung, wobei die Realitätsprüfung erhalten bleibt und sich die Grandiosität möglicherweise in einer Neigung zum »Angeben«, starker Betonung der eigenen Leistungen und des Ansehens in der Gesellschaft, extremer Beschäftigung mit Attraktivität oder anderen äußeren Begehrlichkeiten und dem Empfinden, anderen Menschen tendenziell überlegen zu sein, äußert. Die neurotische narzisstische Manifestation oszilliert jedoch immer wieder zwischen grandiosen und verletzlichen Momenten, da die Abwehr zwar rigide und charakterprägend, aber nicht realitätsverzerrend und damit labilisierbar ist: Durch milde Formen von Idealisierung und Entwertung, ein exzessives Kontrollieren bis hin zu verbissenem Perfektionismus und eine Neigung, sich insbesondere mit als ebenfalls grandios bewerteten Menschen zu umgeben, wird versucht, das kompensatorisch überhöhte Selbstbild aufrechtzuerhalten und Fantasie Realität werden zu lassen.

Doch bleibt es dem neurotisch-narzisstischen Ich nicht erspart, immer wieder auch mit der Gegenseite konfrontiert zu sein, da die Abwehr sich auf die innere Selbstbesetzung und Bewertung bezieht und das bewusste Ich vor eigenen Kleinheitsängsten und entwerteten Selbstrepräsentanzen schützt – nicht aber vor einer Realität, die keinen Menschen vor gelegentlichem Scheitern, Versagen, Verlassenwerden oder Ausgestoßensein verschont. In solchen Situationen droht die narzisstische Abwehr zu versagen und die angstvoll-vermeidende Selbstrepräsentation (»Ich bin nichts wert«) kommt ins Bewusstsein – oftmals dann klinisch als Depression, Somatisierungs-, Angst- oder Zwangsstörung, die manchmal jahrelang in Therapien und im eigenen Selbstverständnis missverstanden bleiben.

Auch in den sozialen Beziehungen lässt sich dieses Abwehrmuster nachvollziehen. Häufig werden Partnerschaften danach ausgewählt, ob sie das narzisstische Ich stabilisieren oder nicht. Dabei müssen die gewählten Partner:innen sich zur idealisierten Besetzung eignen, sodass die Assoziation mit ihnen auf das eigene Selbst übertragen wird und zur kompensatorischen Aufwertung beitragen kann. In diesen Partnerschaften entstehen schnell Ungeduld, Langeweile und Aggression, wenn sich diese ideal besetzen Eigenschaften des anderen als nur relativ oder von anderen, weniger idealen Eigenschaften überlagert darstellen. Dies konfrontiert das narzisstische Subjekt mit den eigenen abgewehrten Anteilen der Schwäche und Verachtung, weshalb Menschen mit hohen narzisstischen Ausprägungen sich deutlich stärker für ihre Partner:innen schämen, wenn diese nicht ihrem Ideal entsprechen. Es fehlt die Qualität der Fähigkeit zur Liebe des Objekts um seiner selbst willen, was Partnerschaften labilisiert, da ihnen die Bezogenheit, Krisentoleranz und langfristige lustvolle Besetzung entzogen wird.

Eine umgedrehte Konstellation, die ebenfalls kollusiven Abwehrcharakter aufweist, wäre die Wahl einer Partnerschaft, in der das Gegenüber sich als bewundernd, abhängig und eindeutig unterlegen erweist, sodass die Angewiesenheit des andern sichergestellt ist und die Angst vor dem Verlust des Objekts kompensiert wird. Als zu vermeiden gilt hier die Enttarnung des Selbst und die Autonomie des Objekts, da diese zu einem befürchteten Verlassenwerden führen könnten. Die Abwehr der narzisstischen Kontrolle und neurotischen Formen von Idealisierung und Entwertung sind folglich zentrale Mechanismen für Narzissmus auf neurotischem Niveau.

Auch andere neurotische narzisstische Charakterformationen können vorkommen, wie z. B. eine ausgeprägt perfektionistisch-zwanghafte Manifestation oder eine stark selbstentwertende, passiv-aggressive Form, auf die an dieser Stelle jedoch nicht vertieft eingegangen wird.

Bei *schwereren narzisstischen Pathologien* (hier gibt es viele Begriffe: maligner Narzissmus, pathologischer Narzissmus, narzisstische Persönlichkeitsstörung) mit größeren funktionalen Beeinträchtigungen findet Abwehr auf einem unreiferen, spaltungsbasierten Niveau statt, was ebenso die Charakterprägung dieser Eigenschaft verändert. Narzissmus auf pathologischem Niveau ist gezeichnet von spaltungsbasierten, projektiven Mechanismen und Aggression zur Wahrung der omnipotenten Selbstkonfiguration. Bereits in der Entstehungsgeschichte dieser schweren narzisstischen Pathologie werden unliebsame Anteile des Selbst nicht verdrängt, sondern vom Selbst dissoziiert, also abgespalten. Das Selbstbild ist organisiert um die Aufrechterhaltung der eigenen Größe, Bedeutung und Einflussnahme herum. Hierbei werden Macht und Kontrolle gleichgesetzt mit der eigenen Wertigkeit. Negative oder widersprüchliche Anteile werden aus dem Selbstbild ausgeklammert, indem sie auf primitive Weise verleugnet und anderen oder der Unfairness der Welt zugeschrieben werden. Beziehungen werden ausbeuterisch genutzt, um das grandiose Selbstbild zu bedienen, und Partner:innen werden erniedrigt, manipuliert oder weggestoßen, um Abhängigkeit zu schüren, sodass sie in ihrer Funktion erhalten bleiben.

Auch diese Charakterformation kann zunächst anziehend wirken, dann aber mit imponierender Kälte und oder einem vagen Gefühl der Unberechenbarkeit auch verängstigen. In hoch adaptiven Formen können sich Menschen mit pathologischem Narzissmus sehr gut an die Bedürfnisse anderer Menschen adaptieren, sie erspüren und sich ihnen anpassen. Ihre Fähigkeit, Komplimente zu machen, scheinbar zu bewundern oder zu beneiden durch Überbetonung von für andere verborgenen Eigenschaften des Gegenübers, stellt schnell eine grandiose Verschmelzung her, in der sich das Gegenüber aufgewertet, geschmeichelt und verführt fühlt. Damit sich dies nicht alsbald abnutzt, werden die Abwehrmechanismen Idealisierung und Entwertung im Wechsel eingesetzt: Neben den vielen Aufwertungen kommen im Verlauf einer solchen Beziehung gelegentliche, aber zunehmende Spitzen, kleinere und größere Abwertungen, Belächeln und kritische Kommentare dazu, die dem Gegenüber die gerade noch entgegengebrachte Bewunderung entziehen und sehr schnell verdeutlichen, dass diese nicht der Person selbst gilt, sondern lediglich in Abhängigkeit zu der Gefälligkeit der narzisstischen Person gegenüber zur Verfügung stehen.

Ist diese Abhängigkeit einmal etabliert, führen die zunehmenden Entwertungen dazu, dass sich das Selbstverständnis verschiebt: Dem Gegenüber wird deutlich gemacht, dass es eigentlich wertlos, unfähig oder verachtenswert ist und es dankbar sein muss, sich in der Nähe der narzisstischen Person aufhalten zu dürfen. Die vollständig abgespaltene, selbstentwertende Seite der narzisstischen Person wird so in die Beziehungsperson hineinverlegt und zumeist im Sinne einer Projektiven Identifizierung von dieser als eigener Anteil erlebt. So entsteht die Abhängigkeit, indem durch die narzisstische Entwertungsabwehr dem Gegenüber alle Eigenständigkeit und Lebendigkeit entzogen wird. Die Beziehungsperson bleibt somit vollständig angewiesen auf die Vitalität und Größe des narzisstischen Gegenparts, da im Selbst nichts mehr verblieben ist. Dieser wiederum sichert sich durch diese spaltungsbasierten, archaischen, projektiven Mechanismen den Bestand der narzisstischen Beziehung, da ein Verlust eine unvereinbare Kerbe in die Fantasie der eigenen Absolutheit und Begehrtheit des narzisstischen Parts schlagen würde.

Auch in anderen Kontexten, meist im Beruf, müssen aggressive Methoden eingesetzt werden, um Stellung, Bedeutung und Einflussnahme zu sichern. Während Menschen mit neurotischem Narzissmus durch Kränkungen mit dem selbstunsicheren Anteil konfrontiert werden, bedeutet eine Kränkung bei Menschen mit einem Narzissmus auf niedrigerem Niveau die Bedrohung der Spaltung: Da es in der Spaltung keine Abstufungen gibt, steht neben dem grandios-omnipotenten Selbst das verachtete, gehasste und zerstörenswerte Selbst, sodass eine Kränkung oder auch nur Andeutungen von Hinterfragung der Grandiosität im Keim erstickt werden müssen. Mechanismen, die dies bewirken, sind aggressive Entwertungen, gefürchtete narzisstische Wutausbrüche, sozialer Bedeutungsentzug und Neidprovokation, abruptes Beenden von Beziehungen (zum Beispiel plötzliche Kündigungen), primitive Verleugnungen von Fehlern und Manipulation der Umwelt sowie die Externalisierung eigener Verantwortung und Projektive Identifizierung.

Dahinter stehen meist paranoide Ängste vor anderen Menschen, die durch Projektion und archaische Fantasien feindlich aufgeladen werden. Ihnen werden maligne Motive unterstellt, weshalb sich die narzisstische Abwehr zur Gegenwehr (gegen die eigenen bedrohlichen Projektionen) aufstellt. Da diese Besetzung bei strukturellem Narzissmus nicht mehr realitätskonform ist, spricht George Vaillant bei der pathologischsten Abwehr der paranoiden Projektion auch von der »narzisstischen Abwehr«. Diese aggressive, spaltungsbasierte und dennoch oft kaum als solche bemerkte Abwehrstruktur ist dabei hoch funktional: Personen auf normalem oder neurotischem Persönlichkeitsniveau sind davon meist beeindruckt, verängstigt oder erschrocken und ziehen sich zurück, anstatt einen Konflikt zu riskieren. Nicht zuletzt finden sich deshalb Menschen mit einer solchen Abwehrstruktur gehäuft in Führungspositionen und gehobenen gesellschaftlichen oder politischen Positionen.

In einer empirischen Studie zur Rolle der Abwehr bei Narzissmus (Kampe et al., 2021) untersuchten wir die spezifische Abwehrstruktur bei Narzissmus, indem wir zwischen grandiosem und vulnerablem Narzissmus unterschieden. Wir konnten die spezifischen Abwehrmechanismen der grandiosen narzisstischen Seite zeigen, die sich als deutlich funktionaler, interpersoneller und protektiver auf das Erleben psychischer Belastung erwiesen als die Abwehr bei vulnerablem Narzissmus (Menschen mit Selbstwertdefiziten ohne grandiose Kompensation) (siehe Tabelle 6). So erklärte sich, warum die grandiose Seite auch als »character defense« verstanden werden kann. In einem weiteren Analyseschritt zeigten wir, dass, wenn die Abwehrfunktion dieser Charaktereigenschaft statistisch kontrolliert wurde, es keinen Unterschied mehr zwischen dem Grad der psychischen Belastung bei grandiosem und vulnerablem Narzissmus gibt.

Tabelle 6: Abwehrmechanismen bei Narzissmus (Kampe et al., 2021)

NARZISSMUS		
Grandioser		**Vulnerabler**
Grandiosität	Ungeschehenmachen	Projektion
Idealisierung	Reaktionsbildung	Somatisierung
Pseudoaltruismus	Spaltung	Verschiebung
Antizipation	Autistische Fantasie	Passive Aggression
Rationalisierung	Verleugnung	
Dissoziation	Entwertung	
Sublimierung		
Ausagieren		

Im Rahmen einer anderen Studie konnten außerdem spezifische narzisstische Abwehrmechanismen extrahiert werden. Es zeigte sich, dass grandioser Narzissmus insbesondere mit Idealisierung (des Selbst und spezifischer, selbstwertdienlicher Objekte), Entwertung (infrage stellender Objekte), omnipotenter Kontrolle, (paranoider) Projektion, Pseudoaltruismus und Rationalisierung/Intellektualisierung im Zusammenhang steht.

Narzissmus ist folglich als Abwehrstörung zu verstehen, die problematischer Weise in ihrer pathologischen Struktur für die Anwendenden gleichzeitig hoch funktional ist. Wenngleich es im Kern dieselben Mechanismen sind, die der Störung zugrunde liegen, unterscheiden der Grad der Realitätsverzerrung, die darunterliegende Spaltung und der Grad der Aggression eindeutig zwischen Narzissmus auf neurotischem und auf pathologischem Niveau. Weitere Kriterien sind der Grad der Ausprägung der Fähigkeiten zu Empathie, Nähe und Abhängigkeit, zu Reziprozität und Toleranz der Unabhängigkeit anderer Menschen sowie zur ambivalenten Besetzung des Selbst. Die bevorzugten Abwehrstrategien im narzisstischen Störungsspektrum dienen zwar der Selbstwertregulation, sind aber stets auch interpersonell wirksam.

Narzisstische Abwehr in der Diagnostik

Eine Problematik in der Diagnostik der narzisstischen Störungen findet sich häufig im fehlenden Einbezug des Abwehrverständnisses dieser Charakterpathologie. Die wenigsten Patient:innen stellen sich in einer Praxis oder Klinik vor mit dem eindeutigen Verweis: »Ich habe eine narzisstische Störung und möchte Hilfe dabei, diese loszuwerden«, wie wir es bei anderen psychischen Erkrankungen wie zum Beispiel Ängsten erleben. Dies hat im Wesentlichen drei Gründe:

1. Die Betroffenen haben kein Konzept von der Störung und erleben meist Achse-I-Symptome wie soziale Bewertungsängste (Phobien), Depressionen, Suizidalität oder rigide Zwanghaftigkeit und stellen sich aufgrund dieser vermeintlichen Erkrankungen vor.
2. Die Betroffenen wollen Hilfe, sind aber gleichzeitig so beschämt von sich, ihrem Verhalten, ihren negativen Selbstbewertungen, dass sie zwar feststellen, dass etwas in ihnen dazu beiträgt, dass es ihnen im Leben nicht gut geht, gleichzeitig verhindert die Abwehr der großen Scham, dass Therapeut:innen den tatsächlichen Kern der Störung aufdecken dürfen.

3. Die Abwehr der Selbstwertpathologie ist derartig gespalten und rigide, dass die Verarbeitung paranoid stattfindet und die Betroffenen sich selbst als das Opfer der Umstände/anderer Menschen (Projektion) erleben. Das Problem bleibt im Erleben also außerhalb der eigenen Person, sodass die Therapeut:innen das Problem im Außen lösen sollen.

Die Diagnostik bleibt somit oft zunächst an den manifesten Symptomen orientiert, die auch für die Betroffenen selbstwertschonender erlebt werden (z.B. Ängste oder Depressionen) oder die als ertragbare Manifestationen der narzisstischen Störung (z.B. Zwang als Exaration der eigenen Ansprüche zum Erhalt des Ideal-Selbst) empfunden und präsentiert werden. So wird die Beschäftigung mit den manifesten Symptomen bereits Teil des Aufbaus der Abwehrformation gegen die Enttarnung des darunterliegenden narzisstischen Gehalts, und die Identifikation mit der Fehldiagnose eine Erweiterung der habituellen Charakterabwehr und ein elementarer Teil der Selbstnarration: Der/diejenige hält sich zwar für unfehlbar, zeigt aber dieses Symptom, das dann innerlich eine Aufwertung erfährt: Die narzisstische Depression ist aufgewertet durch die Fähigkeit zur Tiefe, Negation und Loslösung vom Weltlichen. Die narzisstische Angst ist die Fähigkeit zur Hypersensitivität, Empfindsamkeit und dem (vermeintlichen) Zugeständnis von Schwäche. Der narzisstische Zwang und auch die Essstörung manifestieren die Fähigkeit zur Selbstkontrolle, Perfektion und zur allgemeinen Überlegenheit.

So können die präsentierten Symptome bei Narzissmus auch Abwehr- oder zumindest Ablenkungsfunktion haben, und es ist sowohl für die Betroffenen als auch für Therapeut:innen ein weiter und komplizierter Weg, hinter den affektiven Störungen die narzisstische Pathologie zu erkennen. Hinweise darauf können die Chronifizierung und Unbeweglichkeit der Symptomatik sowie die gravierenden Beziehungsstörungen und darunterliegenden Störungen im Selbstbild geben, die als solche bei den reinen Achse-I-Störungen nicht in pathologischem Maße ausgeprägt sein sollten.

Ein weiteres diagnostisches Problem ist die Heterogenität der narzisstischen Pathologie. Der Kriterienkatalog der internationalen Klassifikationssysteme definiert die narzisstische Störung bis heute ausschließlich orientiert an der Erscheinungsform der Grandiosität. Dies ist aus klinischer Perspektive zweifelhaft: Zum einen wird hier nur ein bestimmter Subtypus der narzisstischen Manifestation einbezogen, zum anderen beschreibt die grandiose Seite eine bestimmte Kompensationsform, die von den Betroffenen an sich als nicht behandlungsbedürftig erlebt wird. So wird die narzisstische Störung häufig nicht oder zu spät als solche erkannt. Stattdessen werden komorbide Achse-I-Störungen (Depression, Angsterkrankungen etc.) diagnostiziert, da diese im Moment der klinischen Vorstellung prävalent sind. Der Grund dafür ist das noch fehlende klinische Verständnis und die Kenntnis unterschiedlicher Stadien oder Facetten pathologischen Narzissmus: In einer gut kompensierten Phase von gelebter und erfahrener Grandiosität haben Menschen mit pathologisch narzisstischen Ausprägungen keine Behandlungsmotivation, da der Charakterzug als Kompensationsform und Abwehr funktioniert und zu Erfolgen führt. Kommt es jedoch zum narzisstischen Zusammenbruch zum Beispiel durch den Wegfall äußerer Quellen narzisstischer Gratifikation, zeigt sich eine darunterliegende vulnerable Seite des Narzissmus, die in den aktuellen Versionen der Klassifikationssysteme noch kein Abbild findet.

Das Problem in der Diagnostik von Narzissmus ist folglich die Formulierung dieser Störung entlang ihrer abwehrbedingten Manifestation. In klinische Kontexte, die sich zunehmend an symptomatischen Manifestationen als Störungskriterien orientieren (insbesondere in verhaltenstherapeutischen Störungsmodellen), ist das Verständnis der Abwehrfunktion nicht integriert. Dadurch wird die narzisstische Pathologie oftmals nicht auf den ersten Blick erkannt, was gravierende Folgen hat:

1. Die Patient:innen werden in Prävalenzzahlen nicht berücksichtigt, sodass es wenig Entwicklung in den Therapien und Versorgungsangeboten für diese Patient:innengruppe gibt.
2. Patient:innen selbst haben ein verzerrtes Verständnis ihrer psychischen Erkrankung und kommen erst in Krisenzeiten in eine Behandlung, wo dann ausschließlich supportiv und nicht am eigentlichen Problem gearbeitet wird.
3. Kliniker:innen vergeben eine Fehldiagnose (meist eine affektive Störung), sodass die Patient:innen in falsche Behandlungssettings kommen und dort entweder nur oberflächlich stabilisiert werden, lange Verläufe ohne sichtbare Veränderung aufweisen, eine maligne Regression die Entlassung ver-

unmöglicht oder sie aufgrund von schwerer Persönlichkeitsproblematik zu den »Problemfällen« der Station werden und weitere schlechte Erfahrungen mit anderen Menschen machen.

Das Verständnis und Erkennen dieser charakterinduzierten Abwehrformation bei pathologischem Narzissmus ist daher insbesondere für die klinische Praxis elementar.

Probleme der narzisstischen Abwehr in der Therapie

Der therapeutische Prozess bei pathologischem Narzissmus ist entsprechend durchzogen von Herausforderungen aufgrund der Abwehrstruktur dieser Störung. Die interpersonelle Komponente der narzisstischen Abwehr ist möglicherweise sogar die schwerste Affektgemengelage im Behandlungsrahmen. Die Therapie ist per se eine Bedrohung und muss kontrolliert werden, damit keine bedrohliche Nähe zum/zur Therapeut:in entstehen kann, wodurch Abhängigkeit und potenziell hoch abgewehrte, »schwache« Gefühlen ans Tageslicht kämen. Das grandiose, unantastbare Selbstbild muss aufrechterhalten werden, wofür es der Verleugnungsabwehr von eigener Abhängigkeit, erlebter Schwäche, Machtlosigkeit und Hilfsbedürftigkeit bedarf.

Das Entstehen-Lassen einer therapeutischen Beziehung ist deshalb entweder lange von Misstrauen und Distanziertheit geprägt, oder von einem Pseudo-Beziehungsangebot des Patienten unterhöhlt, indem dieser direkt in eine idealisierte Beziehung zur Therapeutin eintritt und diese Idealisierung nicht nur zum Affektschutz der Beziehung nutzt, sondern auch, um sie auf sich selbst auszuweiten: »Alles, was die Therapeutin sagt, ist wichtig, bedeutsam und tiefgründig. Viel tiefgründiger, bedeutsamer und bewegender als bei allen anderen Therapeutinnen! So etwas kann nur in Interaktion mit einem so besonderen Patienten wie mir passieren!« Andere Beispiele aus der klinischen Praxis, die darauf hinweisen, sind Aussagen von Patient:innen wie »Ich möchte, dass Sie zufrieden sind und die Stunden spannend finden« (neurotische Struktur) oder auch »Ich kann mir nicht vorstellen, dass Sie noch andere Patienten haben« (realitätsbeeinträchtigende, pathologische Struktur). Die Idealisierung hat auch zur Folge, dass – infolge eines Spaltungsprozesses – nichts Negatives an der Bezugsperson (hier: Therapeutin) zugelassen wird. Sie schützt davor, dass Enttäuschung und Ärger die guten Gefühle zerstören, sodass infolge der Idealisierung und der Identifikation mit dem idealisierten Objekt das grandiose Selbstgefühl aufrechterhalten werden kann. Wird die eigene hilfsbedürftige, schwache Seite von der narzisstisch gestörten Persönlichkeit wahrgenommen, droht das grandiose, abgewehrte Selbst zusammenzubrechen. Es ist also wichtig für die Aufrechterhaltung der narzisstischen Abwehrstruktur, dass die Patient:innen sich an die Bedürfnisse der Therapeut:innen anpassen und sich in der Therapie so »unauffällig« verhalten, dass diese zufriedengestellt und harmlos sind und nur so weit agieren, wie es die narzisstische Struktur zulässt. Dies beschreibt die subtile, über Idealisierung agierte Form der narzisstischen Kontrolle.

Die Idealisierung in der therapeutischen Dyade birgt folglich die Gefahr der Pseudo-Therapie, bei der (manchmal über Jahre) an einem Pseudo-Symptom oder an bedeutungslosen Themen im Sinne einer gemeinsamen Vermeidung »gearbeitet« wird. In der Gegenübertragung ist dies oftmals durch aufkommende Langeweile, Ärger oder Fantasien, den/die Patient:in trotz der guten Stimmung und der vermeintlich produktiven therapeutischen Beziehung loswerden zu wollen. Für narzisstische Idealisierung anfällige Therapeut:innen könnten andersherum diese Therapien auch als besonders fruchtbar bewerten: Patient:innen, die besonders zur Mitarbeit bemüht sind, »irgendwie immer das Richtige sagen«, sich schnell an präsentierte Konzepte adaptieren und Therapeut:innen in ihrer Wichtigkeit, Treffsicherheit und Engagement subtil, aber kontinuierlich bestärken, haben die therapeutische Beziehung meist schon gänzlich in der eigenen Hand, da sie die vulnerable narzisstische Seite der Therapeut:innen durch diese Idealisierung kontrollieren. So bleiben Therapeut:innen von ihren Patient:innen abhängig und werden ihrerseits nur so viel konfrontieren oder deuten, wie die Patient:innen tolerieren.

Die Idealisierung bringt daher stets auch die Angst vor Verlust des Objekts mit sich, das deshalb (z. B. durch Komplimente etc.) kontrolliert und in seiner Position gehalten werden muss. Droht sich das idealisierte Objekt abzuwenden oder zu mächtig zu werden, indem es vielleicht ein unkontrollierbares negatives Gefühl hervorholt, eine unerhörte Intervention durchführt oder es zu einem Konflikt kommt, offenbart die Spaltung die andere Seite:

die Entwertung des nun bedrohlich gewordenen Objekts. Die Entwertungsabwehr wird bei narzisstischen Störungen insbesondere dann eingesetzt, wenn die Abhängigkeit zu groß geworden ist oder die Grandiosität hinterfragt und bedroht wird. Ziel ist die systematische Zerstörung des bedrohlichen Objekts (durch Entwertung), da die narzisstische Enttarnung nicht nur mit etwas Schamgefühl einhergeht, sondern einen hoch bedrohlichen Selbstverlust bedeuten kann. Dies kann beispielsweise durch eine plötzliche Kälte oder Gleichgültigkeit in der eben noch zugewandt-aufgeladenen Beziehung geschehen, indem dem Gegenüber plötzlich jeder Wert und Bedeutung abgesprochen wird, hinter der aber im Ursprung die Kränkung der narzisstischen Person steht. Auch findet hier Projektion bzw. Projektive Identifizierung statt: Um das Erleben der eigenen Kleinheit/Unterlegenheit abzuwehren, werden diejenigen Anteile (von Schwäche, Abhängigkeit, Unterlegenheit, Kleinheit), mit denen der narzisstische Part durch die Kränkung kurzzeitig in Kontakt gekommen ist, in das Gegenüber (hier: Therapeut:innen) hineinprojiziert und durch kaltes, abweisendes Verhalten seitens des narzisstischen Parts von dem Gegenüber nun bei sich erlebt. So hat der narzisstische Part durch die Schwächung des kurzfristig bedrohlich gewordenen Objekts seine Überlegenheit gesichert, nun allerdings ein »verachtenswert schwaches, abhängiges Objekt« geschaffen, dessen Präsenz nun nicht mehr ertragen werden kann (da es den narzisstischen Part nun beständig mit den eigenen projektiv abgewehrten Anteilen konfrontiert) und nicht selten dann kalt verstoßen wird. So werden Abwehrprozesse zur narzisstischen Regulation eingesetzt und bedürfen immer eines Gegenübers, das zur Stabilisierung des Selbstwertes beiträgt. Dies hat auch zur Folge, dass es in den pathologisch narzisstischen Beziehungen niemals um das Gegenüber als Subjekt, sondern als erweiterten Selbstanteil des narzisstischen Parts geht.

Ein weiterer Mechanismus des Narzissmus ist dabei der Besetzungsentzug: Das Gegenüber darf nicht zu wichtig werden. Durch die Verleugnung der Bedeutung des Gegenübers ist dessen Autonomie (und damit die Möglichkeit des Objektverlusts) weniger bedrohlich und die Abhängigkeit mit den verbundenen Gefühlen von Angst, Scham und Entwertung kann umgangen werden. Ein Beispiel aus der Therapie ist der Umgang mit Abwesenheiten (z. B. Urlaub) der Therapeutin: Um nicht der Scham der eigenen Abhängigkeit ausgeliefert zu sein, wird die Bedeutung der Therapeutin heruntergespielt, was zu großen Schwierigkeiten im Aufbau einer therapeutischen Beziehung und der Übertragungsarbeit führen kann (Schneider-Heine & Kampe, 2025).

In der Gegenübertragung kann dieses massive Abwehragieren bei narzisstischer Pathologie zu großer Verunsicherung führen, insbesondere wenn die Selbstwertproblematik auch aufseiten der Therapeutin einen wunden Punkt trifft. Das Gefühl, eigentlich irrelevant zu sein, kann auch bei Therapeut:innen psychische Reaktionen auslösen, die entweder konkordant zur Abwehr der Patient:innen ausagiert, oder auf komplementäre Weise abgewehrt werden: So könnte die Therapeutin infolge der erlebten Entwertung durch den Bedeutungsentzug des Patienten entweder anfangen, wütend und genervt zu werden. Sie könnte ihrerseits im Sinne eines Acting-outs zunehmend Stunden verschieben, absagen oder die Therapie abbrechen. Andersherum kann ein solcher Bedeutungsentzug auch bei der Therapeutin dazu führen, dass sie sich besonders um den Patienten bemüht, immer mehr gute Ratschläge gibt, um ihn zumindest gut zu versorgen, oder sich bemüht, besonders viele und elaborierte Deutungen zu geben, oder auch den Patienten besonders oft lobt. Dahinter könnte ein eigenes ungeklärtes Selbstwertdefizit liegen, das das Gefühl, abgelehnt zu werden, so stark abwehren muss, dass die therapeutische Arbeit in der Übertragung daran scheitern kann. So dominiert der Patient den Raum und die Therapeutin wird zum emotionalen Spielball und damit unwirksam in einer meist als sehr mühevoll erlebten Therapie.

Otto F. Kernberg (2015) beschreibt in diesem Zusammenhang die permanenten Be- und Entwertungen der Interventionen von Therapeut:innen als weiteres chronisches Abwehrmanöver mit dem Ziel der interpersonellen Kontrolle: Die Neigung zur permanenten Bewertung (sowohl durch Lob als auch durch Kritik) lässt sich als Versuch verstehen, die kognitive Kontrolle über die Therapeutin und das therapeutische Setting zu behalten, mit dem Ziel, jede Intervention kognitiv mitzusteuern und keine emotionale Überraschung und Berührung zuzulassen – denn das würde die Anerkennung der Wichtigkeit der Therapeutin bedeuten, nämlich wie wichtig sie darin ist, den Patienten zu verstehen und ihm zu helfen, was wiederum die Angst vor Angewiesenheit auf die Therapeutin und Abhängigkeit von ihr evoziert. In jeder Form beinhaltet daher die Be- und Entwertung den emotionalen Bedeutungsentzug der Therapeutin und ist als Abwehrvorgang zu verstehen.

Die narzisstische Entwertung ist schlimmstenfalls von Hass und Verachtung geprägt. Entwertung schützt vor aufkeimenden liebevollen Gefühlen, die von erwarteter Enttäuschung zerstört werden könnten. Je stärker die dahinterliegende Aggression, desto profunder die Angst vor der Abhängigkeit bis hin zu der paranoiden Besetzung der Therapeutin mit frühen Objektbildern von verfolgenden, aggressiven, missbräuchlichen Bezugspersonen. Diese Projektion ist der häufigste Grund für einen Therapieabbruch.

Die aggressive Aufladung und Rigidität dieser Abwehr und die Verleugnung des Verhaltens als Abwehr einerseits, aber andererseits auch die narzisstischen Wunden der Therapeut:innen (bzw. Menschen in helfenden Berufen) kollidieren hier auf ungute Weise. Es gibt Therapeut:innen, die von sich behaupten, ja geradezu stolz postulieren, sie »könnten besonders gut mit narzisstischen Patient:innen«. Hinter solchen Sätzen steckt häufig eine hoch problematische und maligne Verbündung mit der idealisierend-entwertenden Seite der Patient:innen und eine Verweigerung, auch einmal eine konfrontative, aggressive Projektion anzunehmen, sodass in einer solchen Kollusion die narzisstische Abwehr therapeutisch noch kultiviert wird.

Denn es ist zunächst durchaus einfach und angenehm, mit Menschen mit narzisstischen Ausprägungen in einen ersten Kontakt zu kommen, wenn man sich ihrer Struktur beugt und sich entweder in eine bewundernde oder eine bewundernswerte Rolle begibt (oder zwischen diesen beiden oszilliert). In beiden Fällen begibt man sich als Therapeut:in in die Abwehrstruktur des/der Patient:in und kann so jahrelange »Therapiesitzungen« mit hoch intellektuellen, humorvollen, vermeintlich tiefen, einsichtsvollen Gesprächen füllen. An der problematischen Abwehrstruktur hat man auf diese Weise allerdings zu keiner Zeit gearbeitet, die Persönlichkeitsstruktur des/der Patient:in ist auch nach all den tiefen Gesprächen stets dieselbe geblieben. Dies liegt nicht zuletzt daran, dass auch Therapeut:innen im Dienste ihres Ichs schonend vorgehen, vielleicht auch Angst vor Entwertung und Abhängigkeit haben, und zwar insbesondere von solchen Patient:innen, von denen potenziell Entwertung ausgehen könnte, der Ritterschlag des/der »guten Therapeut:in« also vermeintlich besonders viel Wert ist.

Interpersonelle Abwehr bei Narzissmus: Die entwertete Psychotherapeutin

Ein Patient kommt in die Therapiestunde, nachdem es in der letzten Sitzung zu einer emotionalen Berührung beim Besprechen seiner Verlust- und Versagensängste kam:

Patient: »Ich habe noch mal über die letzte Stunde nachgedacht und da ist mir Ihre Zusammenfassung nicht aus dem Kopf gegangen. Ich glaube, Sie haben da etwas missverstanden, wenn Sie sagen, dass ich Angst habe, dass meine Partnerin mich verlassen könnte. Das ist wirklich nicht mein Problem.«

Therapeutin: »Es erstaunt mich, dass Sie das jetzt so sagen. In der letzten Stunde war das doch ein Punkt, der Sie sehr berührt hat, daran erinnere ich mich noch gut. Ich frage mich gerade, warum das jetzt nicht mehr da sein darf.«

Patient: »Ich glaube, Sie können nicht gut mit Kritik umgehen. Sie sollten besser zuhören und vielleicht auch nicht immer gleich von sich auf andere schließen. Ich hatte im Nachhinein das Gefühl, dass Sie selbst ganz emotional waren und es vielleicht um ein Thema bei Ihnen ging. Ich würde Sie wirklich bitten, da bei sich zu bleiben – müssen Therapeuten eigentlich regelmäßig in Selbsterfahrung sein?«

Es ist wahrscheinlich, dass dieser Patient aufgrund seiner narzisstischen Dynamik in der Stunde zuvor mit einem Thema bzw. Selbstanteil konfrontiert war, was ihn jetzt beschämt und vielleicht auch die Therapeutin zu machtvoll hat erscheinen lassen, sodass er dies nun ungeschehen machen muss, indem er den Spieß umdreht und nun die Therapeutin bewertet und beschämt. Vermutlich waren in der letzten Stunde eine emotionale Berührung und dadurch Nähe entstanden, die den Patienten in ein für ihn unerträgliches Erleben von Abhängigkeit zur Therapeutin manövriert hat, was ihn in eine Machtdysbalance gebracht hat und nun aufgehoben werden muss. Der Verlust der Autonomie ist außerdem mit destruktiven Schamgefühlen verbunden, die nun aggressiv an die Therapeutin zurückgegeben werden müssen. Die eigentliche Thematik der Stunde und entstandene Begegnung mussten zur Wiederherstellung des narzisstischen Gleichgewichts verleugnet werden.

Die Umkehr der Macht- und Abhängigkeitsdynamik und Schwächung der Therapeutin können bis zur Projektiven Identifizierung gehen, wenn diese sich nun tatsächlich verunsichert und unterlegen fühlt, deshalb vielleicht ihre Intervention infrage stellt und zu dem Entschluss kommt, es war wirklich ihr eigenes Thema, das sie in den Patienten hineingelegt haben könnten. Eine solche Interaktion könnte – im Sinne der projektiv-narzisstischen Abwehr und auf Kosten der therapeutischen Autonomie – darin münden, dass die Therapeutin dem Patienten zugesteht, sie habe sich geirrt und werde das erst einmal mit sich selbst klären. So hätte der narzisstische Patient das Ruder in der therapeutischen Beziehung wieder übernommen und könnte seine kurze emotionale »Entgleisung« als Therapiefehler verbuchen, sodass das narzisstische Gleichgewicht wiederhergestellt wäre und die therapeutische Intervention unwirksam geworden wäre.

Abwehr in der Psychotherapie

Die Arbeit an und in der Abwehr stellt insbesondere in den psychodynamischen Therapien eine zentrale Komponente und gleichzeitig eine besondere Herausforderung dar. So ist bereits das Feststellen (die Diagnostik) von Abwehr durch ihre unbewusste Komponente und den Mangel an validen diagnostischen Instrumenten deutlich erschwert. Ebenso kann es im Therapieprozess immer wieder zu Situationen kommen, in denen die Abwehr zum unsichtbaren Feind der Therapie wird. Das stetige Wechselspiel zwischen Lockerung und Stabilisierung der Abwehr, dem Sich-verstricken-Lassen und dem Einnehmen der Metaebene, dem Verstehen von Abwehr als Entwicklungsprozess, aber auch als Blockade, sind nur einige Beispiele der Polaritäten, zwischen denen man sich im therapeutischen Prozess mit der Abwehr bewegt. Das folgende Kapitel thematisiert die unterschiedlichen Etappen der psychotherapeutischen Behandlung und reflektiert die Bedeutung und Herausforderung auf diesem Weg.

Abwehrmechanismen in der Diagnostik

Der Einbezug der Abwehr in den diagnostischen Prozess ist für das Verständnis des jeweiligen Störungsbildes, den Schweregrad einer Erkrankung, die Antizipation von Beziehungsphänomenen, die Prognose und die Therapieplanung von zentraler Bedeutung. So kann der Reifegrad der festgestellten Abwehr Rückschlüsse auf das Strukturniveau zulassen und damit bereits frühzeitig Hinweise auf das Vorliegen einer Persönlichkeitsstörung geben. Studien konnten außerdem zeigen, dass die Adaptivität der Abwehr den klinischen Schweregrad einer psychischen Erkrankung vorhersagen (Kampe et al., 2018) und den Therapieerfolg bedeutsam moderieren kann (Euler et al., 2024).

Die systematische Diagnostik von Abwehrstrategien ist jedoch weder im klinischen Kontext noch in der empirischen Forschung selbstverständlich: Kliniker:innen diagnostizieren Abwehr meist anhand ihres subjektiven Eindrucks, Theoriewissens und unter Einbezug ihrer Gegenübertragung. In der Forschung wird Abwehr entweder nicht berücksichtigt oder mit qualitativen Methoden erhoben, was unter anderem an der mangelnden Verfügbarkeit valider und reliabler Instrumente zur quantitativen Messung von Abwehrmechanismen liegt. Während im DSM-IV die Diagnostik von Abwehr anhand der Defensive Functioning Scale (APA, 1994; Porcerelli et al., 2011) noch enthalten war, ist sie seit Veröffentlichung des DSM-5 nicht mehr Teil der internationalen Klassifikationssysteme. In die Operationalisierte Psychodynamische Diagnostik (OPD-3) wurde die Abwehr als Teil der Strukturachse in der neusten Auflage wieder mit aufgenommen (OPD, 2023).

Die Diagnostik von Abwehr ist mit vielfachen Schwierigkeiten behaftet. Ein wesentlicher Aspekt ist die Herausforderung, die unbewussten bzw. hoch automatisierten Prozesse auf einer bewusst erfragbaren Ebene messbar werden zu lassen. Weitere Limitationen sind der theoretische Bezug des jeweiligen Instruments und die damit einhergehende unterschiedliche Auswahl der Abwehrmechanismen. Neben der stark abweichenden Anzahl der inkludierten Mechanismen sind auch die inhaltliche Überschneidung ihrer Definitionen und ihre oft stark differierende Zuteilung zu den Adaptivitätsniveaus problematisch. Studien fanden heraus, dass unreife Mechanismen durchaus bei psychisch gesunden Menschen vorkommen und das Abwehrniveau insbesondere in Belastungssituationen kurzzeitig sinken kann (Blanco et al., 2023). Andersherum zeigte sich, dass Menschen mit Persönlichkeitsstörungen auch reife Mechanismen (wie Humor oder Sublimierung) verwenden (Schermer et al., 2015). Darüber hinaus gibt es konzeptuelle Überlappungen zwischen dem Konzept der Abwehr und (dysfunktionaler) Emotionsregulation (etwa Drogenkonsum), Coping (Aktivieren von Beziehungen), Charaktereigenschaften (Grandiosität) und psychischen Erkrankungen (Somatisierung), was die existierenden Instrumente uneinheitlich und schwer vergleichbar macht (Bouchard & Theriault, 2003; Kernberg, 2015; Sala et al., 2015).

Das Konzept der Abwehr wird zwar weiterhin empirisch beforscht, allerdings weisen insbesondere die diagnostischen Instrumente erhebliche Mängel bzw. eingeschränkte Interpretierbarkeit auf, da die psychometrische Erfassung der Abwehr aufgrund ihres nicht immer vollständig bewussten Einsatzes problembehaftet ist. Viele aus der Theorie abgeleitete Instrumente konnten dem empirischen Anspruch nach Objektivität, Reliabilität und Validität nicht standhalten. Frühe Forschung zur Diagnostik von Abwehr fand anhand von projektiven Tests statt, die sich als klinisch informativ, allerdings nur begrenzt reliabel und valide erwiesen. Als Interviewverfahren ist eine differenzierte Diagnostik der Abwehrstruktur mithilfe des Strukturierten Interviews zur Persönlichkeitsorganisation (Clarkin et al., 2004) möglich, in dem auf einer von insgesamt sieben Skalen zur Diagnostik der Persönlichkeitsorganisation die Dimension der »primitiven Abwehr« durch elf Items sowie »reifere« Abwehrmechanismen auf der Skala »Coping und Rigidität« erfasst werden. Die von Vaillant entwickelte Adaptivitätsskala wurde empirisch mehrfach überarbeitet und liegt nun als Fremdeinschätzungsinstrument als Q-Sort-Verfahren vor (Di Giuseppe & Perry, 2021) und wurde zuletzt zu einer Self-Report-Skala weiterentwickelt (Prout et al., 2022). Ein in der Forschung oft eingesetztes, wenngleich empirisch uneindeutiges Instrument ist der Defense Style Questionnaire (Andrews et al., 1993), dessen Faktorenstruktur sich als nicht replizierbar erwiesen hat und bei dem einige Items nicht interkorrelieren (Schauenburg et al., 2007).

Das größte Problem der Fragebogen ist, dass man per Selbstauskunft ausschließlich dem Bewusstsein zugängliches Material erfassen kann, was bei Fragebogen dadurch gelöst wird, dass erlebnisnahe Verhaltenskorrelate des dahinterliegenden Abwehrmechanismus als Items operationalisiert werden. Die Vorteile von Fragebogen sind ihre Zeitökonomie und ihre höhere Reliabilität, manchmal auf Kosten der Validität. Häufige psychometrische Probleme sind die Itemkonstruktion sowie das empirische Etablieren einer reliablen Faktorenstruktur (Schauenburg et al., 2007). Gerade bei Selbstauskunftsinstrumenten ist darüber hinaus der interpersonelle Einsatz mancher Mechanismen limitierend. Projektive Mechanismen brauchen beispielsweise ein Gegenüber und können eher von anderen als solche identifiziert werden. Unter

Berücksichtigung dieser Schwierigkeiten wurde daher der Fragebogen zur Empirischen Untersuchung von Abwehrmechanismen (FEUA) entwickelt, der an dieser Stelle exemplarisch vorgestellt werden soll.

Fragebogen zur Empirischen Untersuchung von Abwehrmechanismen (FEUA)

Der Fragebogen zur Empirischen Untersuchung von Abwehrmechanismen (FEUA; Kampe, Bohn et al., 2024) wurde entwickelt, um für Klinik und Forschung einen kompakten deutschsprachigen Fragebogen bereitzustellen, mit dem eine valide und objektivierbare Diagnostik der Abwehrstruktur möglich wird. Der FEUA misst 28 Abwehrmechanismen auf vier Abwehrniveaus: *Adaptiv* (Intellektualisierung, Antizipation, Sublimierung, Grandiosität), *neurotisch-unterdrückend* (Rationalisierung, emotionale Abspaltung, Affektisolation), *maladaptiv-internalisierend* (Reaktionsbildung, Introjektion, Wendung gegen das Selbst, altruistische Abtretung, Verdrängung, Vermeidung, Somatisierung, Dissoziation, Dramatisierung, Idealisierung, Verleugnung, autistische Fantasie, Betäubung, paranoide Projektion, Aktivieren von Beziehungen (invertiert)) und *maladaptiv-projektiv* (Projektion, Externalisierung, Affektverschiebung, Projektive Identifizierung, Spaltung, Mitgefühl (invertiert)).

Der Konstruktionsprozess

Der FEUA hat das Ziel, so viele Abwehrmechanismen wie möglich aus unterschiedlichen psychoanalytischen Theoriebezügen zu inkludieren. Wesentliche Einflüsse sind die Abwehrhierarchie von Vaillant (Vaillant et al., 1986) sowie charakterbasierte Abwehrprozesse (zum Beispiel narzisstische Eigenschaften, zwanghafte Rituale, Vermeidungsverhalten (Kernberg, 1975)) und projektiv-interpersonelle Abwehrprozesse aus der Objektbeziehungstheorie (Caligor & Clarkin, 2010). Auf Basis dieser Zusammenstellung wurden in einem ersten Durchgang im Rahmen von Expert:innengesprächen jeweils zwei Verhaltenskorrelate pro Abwehrmechanismus operationalisiert, sodass eine erste Langversion mit 68 Items entstand, die die Grundlage der folgenden Analysen darstellte. Eine deduktive Zuteilung der Abwehrmechanismen auf unterschiedliche Adaptivitätsniveaus wurde vorgenommen: adaptive (prosoziale, abstrahierende), neurotische (nach innen gerichtete, verdrängungsbasierte) und maladaptive (projektive, interpersonelle) Mechanismen.

Faktorenstruktur und Validität

Eine explorative Faktorenanalyse ergab ein Modell mit vier Faktoren, die sich auch anhand einer konfirmatorischer Faktorenanalyse in einer klinischen Stichprobe finden ließ. Zur Konstruktvalidierung wurden die Faktoren mit vergleichbaren Konstrukten korreliert, wobei sich erwartungsgemäß zeigte, dass der adaptive Faktor nicht mit Beeinträchtigungen im Persönlichkeitsfunktionsniveau, Maßen psychischer Belastung und dysfunktionaler Emotionsregulation korrelierte, wohingegen die weniger adaptiven Faktoren signifikant mit diesen Kriterien korrelierten.

Fazit

Mit 28 Items bietet der FEUA eine zeitökonomische Methode zur Erfassung des Abwehrstils einer Person, der sich sowohl für Forschungsfragen als auch für die Nutzung in der klinischen Praxis eignet: Der FEUA bietet diagnostische Hinweise auf die Beschaffenheit (Adaptivität und Qualität) der Abwehrstruktur und auf das Persönlichkeitsfunktionsniveau (Kampe, 2025). Diese Hinweise haben wiederum relevante Implikationen für die Behandlungsplanung und therapeutische Schwerpunktsetzung: So kann von einem adaptiven Abwehrmuster auf ein höheres Niveau der Persönlichkeitsfunktion geschlossen werden, sodass in einer Therapie konfliktzentriert und auch kurzzeitig interveniert werden kann. Wenn der Fragebogen Hinweise auf eine neurotisch-unterdrückende Abwehrstruktur gibt, könnte ein emotionsaktivierender, aufdeckend-explorativer Interventionsstil gewählt werden. Dagegen ergibt sich bei einem überwiegend maladaptiven Abwehrstil eine andere therapeutische Herangehensweise, welche durch die Stärkung der Ich-Struktur und unterstützende sowie stabilisierende Interventionen gekennzeichnet ist und die interpersonelle Komponente der Abwehr durch Arbeit in der therapeutischen Beziehung berücksichtigt (Colli et al., 2022).

Der FEUA ist als Open-Access-Publikation veröffentlicht und unter der angegebenen Referenz (Kampe, Bohn et al., 2024) online frei verfügbar. Angaben zu klinischen Schwellenwerten und Normierungen sind in Arbeit und werden ebenfalls in Kürze zur weiteren Auswertung zur Verfügung stehen.

Abwehr im psychotherapeutischen Prozess

Die Arbeit mit der Abwehr bedarf unterschiedlicher Techniken und verfolgt verschiedene Ziele. Prinzipiell gilt, dass Abwehrmechanismen unbewusste psychische Strategien sind, die eingesetzt werden, um mit Ängsten, inneren Konflikten und unangenehmen Emotionen umzugehen. Diese Mechanismen können jedoch dysfunktional werden und die persönliche Entwicklung und sozialen Beziehungen beeinträchtigen. Psychotherapie zielt darauf ab, diese unbewussten Prozesse bewusst zu machen und zu verändern, um adaptivere Strategien zur Emotionsregulation und Bewältigung von Konflikten zu entwickeln.

Wie und mit welcher Dringlichkeit die Abwehr in der Therapie adressiert werden muss, entscheidet oftmals das Strukturniveau der Patient:innen: Bei neurotischen Persönlichkeiten geht es meist primär um die Lockerung rigider Abwehrformationen (etwa von zwanghaften Rationalisierungen), sodass diese Zugang zu abgewehrten Affekten und verdrängten Konflikten bekommen. Bei Patient:innen mit Persönlichkeitsstörungen hingegen stehen die Spiegelung und Deutung der interpersonellen Abwehrmechanismen und deren Bewusstwerdung im Vordergrund, damit diese aufgehoben und durch adaptivere Mechanismen ersetzt werden können, da dies wesentlich zur allgemeinen Stabilisierung beiträgt. Doch entscheiden noch erheblich mehr Faktoren über die Notwendigkeit der Veränderung der Abwehr (oder ihrer Stärkung), was im folgenden Kapitel behandelt werden soll.

Auch kann die Beobachtung der Veränderung der Abwehr im Verlauf eines Psychotherapieprozesses Hinweise auf einen inneren Reifungsprozess geben, zum Beispiel, wenn die spaltungsbasierte Abwehr abnimmt und verdrängungsbasierte Mechanismen und ambivalentere Affekte aufkommen können. Studien zeigen, dass Abwehr veränderbar ist und diese Verbesserung hin zu der Verwendung adaptiverer Mechanismen im Zusammenhang mit symptomatischer Entlastung (Bond & Perry, 2004; Perry & Bond, 2017) und allgemeinen Maßen des Therapieerfolgs steht (Euler et al., 2024) und diesen sogar besonders stark vorhersagt (Babl et al., 2019). Wenn sich die Abwehr hingegen verdichtet oder zu schnell »angegriffen« wird, kann es auch zu deren Verhärtung und in der Folge zum Entstehen von Widerstand kommen, der besonderer Aufmerksamkeit und Techniken der Behandlung bedarf. Es ist folglich von zentraler Bedeutung, die Rolle und Arbeit mit der Abwehr im psychotherapeutischen Prozess genauer zu beleuchten.

Therapeutische Arbeit mit der Abwehr bei neurotischen Persönlichkeiten

Bei neurotischen Persönlichkeiten geht man davon aus, dass die Verdrängungsabwehr das bewusste Ich vor unangenehmen Gefühlen oder Erinnerungen schützt. Dies geht jedoch oftmals auf Kosten der Flexibilität, denn neurotische Persönlichkeiten sind häufig »übersteuert«, das bedeutet, dass eine rigide gewordene Abwehrformation dem emotionalen Erleben und Schwingen im Weg steht und stattdessen rigide Bewertungsschemata, zwanghaft anmutende Handlungsrituale, wenig Bezug zu den eigenen Gefühlen oder feinen Beziehungsmomenten sowie eine Neigung zur Verunsicherung vorzufinden sind, wenn das Abwehrgerüst ins Wanken gerät. Personen mit einer solchen neurotischen Struktur können lange Zeit, manchmal ein ganzes Leben gut mit sich und der Welt auskommen.

Problematisch wird es, wenn eine Krise die rigide Abwehr labilisiert, die Abwehr nicht mehr funktioniert oder aber selbst zum Problem wird. Dann entwickeln diese Menschen neurotische Symptome, zum Beispiel eine Angststörung oder eine depressive Symptomatik. In der Therapie angekommen, finden wir dann jedoch oftmals ein verzweifeltes Klammern an die gewohnten Abwehrstrategien, da diese vermeintlich Sicherheit versprechen.

Hier bewegt sich die therapeutische Arbeit zunächst entlang der Abwehr – niemals sollte es der vorschnelle erste Schritt sein, die Abwehr aufdecken und überwinden zu wollen, ohne ihre Funktion im Leben des Menschen zu würdigen. Versuchen Therapeut:innen zu schnell, die Abwehr zu lockern, indem sie als solche enttarnt oder gedeutet wird, läuft die Therapie Gefahr, in den Widerstand zu münden. Die Patient:innen sollten nicht das Gefühl haben, dass die Therapie ihnen etwas wegnehmen will, was ihnen bisher geholfen hat, auch wenn die Lockerung der Abwehr das langfristige Ziel ist.

Zunächst sollte die Abwehr als solche daher im therapeutischen Raum auftauchen dürfen und den Patient:innen zum Angst-Management zur Verfügung stehen – und therapeutisch wahrgenommen, interpretiert und geduldet werden und erste dynamische Hypothesen getestet werden. Der erste Fokus der therapeutischen Arbeit sollte dann darauf liegen, die Abwehr gemeinsam mit den Patient:innen als solche zu erkennen und sie zu explorieren. Dies kann durch eine Deutung eingeleitet werden, die sowohl die Abwehr als auch die Hypothese über das abgewehrte Thema oder den Affekt beinhaltet. Wichtig ist, der Abwehr eine wertfreie Neugierde entgegen zu bringen, sodass die Patien:innen sich nicht entblößt, sondern verstanden fühlen und selber ein Interesse entwickeln, auf und hinter die Abwehr zu blicken: »Wann und wo setze ich sie ein? Welche Abwehr gibt es noch? Welchen Preis hat sie mich vielleicht auch schon gekostet?« Dies kann auch mit biographischem Rückbezug geschehen und sollte immer die Schutzfunktion der Abwehr in ihrer Entstehung würdigen, und dann Raum für die Trauer um den Preis, den sie gekostet hat, lassen. Es ist zu erwarten, dass durch diese Erkenntnis der Abwehr in ihrer Funktion diese bereits unwirksam wird und das darunterliegende Material, das zuvor aus dem Bewusstsein ferngehalten wurde, nun auch erfahrbar an die Oberfläche kommt. Schließlich folgt die Phase des Durcharbeitens des zuvor abgewehrten Materials, was zur symptomatischen Entlastung und inneren Klärung führt. Danach kann die Psyche dazu übergehen, Mechanismen eines reiferen Levels zu adaptieren und ihr Gleichgewicht wiederherzustellen. Zuletzt steht die Stabilisierung der neuen, flexibleren Abwehrformation im Vordergrund der Abschlussphase der Therapie.

Therapeutische Arbeit mit der Abwehr bei Persönlichkeitsstörungen

Dass die maladaptive Abwehrstruktur insbesondere bei Patient:innen mit Persönlichkeitsstörungen Kern und Ursprung der Pathologie ist, wurde in den vorangestellten Kapiteln bereits ausführlich dargestellt. Therapieverfahren, die sich auf die Behandlung dieser Störungsgruppe spezialisiert haben, müssen daher die Abwehr adressieren und sowohl die damit verbundenen Regulations- und Integrationsstörungen im Innen als auch das Agieren im Außen und den interpersonellen Moment in der therapeutischen Beziehung mit einbeziehen.

Ein evidenzbasiertes Verfahren zur Behandlung von Patient:innen mit schweren Persönlichkeitsstörungen ist die Übertragungsfokussierte Psychotherapie (Transference Focused Therapy – TFP; Yeomans et al., 2015). Dieses Therapieverfahren nutzt die interpersonelle Abwehr in der therapeutischen Dyade, indem es seinen Hauptfokus der Behandlungstechnik auf die Manifestation der Abwehr in der therapeutischen Beziehung legt. Das Ziel der TFP ist die Auflösung der Spaltungsabwehr hin zu einer integrierten Selbst- und Objektwahrnehmung und damit zu einer integrierten Identität und zu reziproken Beziehungsgestaltungen.

Die TFP wurde in der Arbeitsgruppe von Otto F. Kernberg entwickelt und dort umfassend beforscht. Ausgangspunkt für die Entwicklung dieser Arbeit war die Feststellung Kernbergs, dass sich diese Patient:innen für klassische analytische Verfahren nicht eignen, da ihre maligne Regressionsneigung und ihr konstantes Agieren (auch in der therapeutischen Beziehung) eine reale Gefahr darstellten, sofern nicht kontinuierlich in der Therapie anvisiert. Doch auch die klassischen verhaltenstherapeutischen Verfahren kamen mit dieser Patient:innengruppe schnell an ihre Grenze, da diese Verfahren ein Mindestmaß an Compliance und Mitarbeit voraussetzen. Aufgrund des starken Beziehungsagierens als Teil der Symptomatik dieser Patient:innen war diese Voraussetzung allerdings selten gegeben, sodass es für diese Patient:innengruppe weder psychiatrisch-medikamentös noch psychotherapeutisch sinnvolle und maßgeschneiderte Therapieansätze gab.

Die TFP bezieht sich auf den Theoriehintergrund der Objektbeziehungstheorie und der Annahme, dass es sich bei Patient:innen mit Persönlichkeitsstörungen um Menschen mit frühen emotionalen Entwicklungsstörungen handelt. Entsprechend steht der Mechanismus der Spaltung im Vordergrund, den diese meist schwer beziehungstraumatisierten Kinder sehr früh anwenden, um unvereinbare Realitäten von Gewalt und Missachtung auf der einen, Versorgung und Zuneigung auf der anderen Seite verarbeiten zu können und sich dazu verhalten zu können. Kernberg formuliert die Spaltung als den Ursprung der daraus resultierenden maladaptiven Abwehrstruktur, die von Projektion, Dissoziation, Verleugnung, Idealisierung, Entwertung und Externalisierung geprägt ist. So erklärt sich, warum Menschen mit schweren Persönlichkeitsstörungen auch im Erwachsenenalter immer wieder dieselben Beziehungserfahrungen machen (herstellen), dieselben Affekte erleben und derselben Hilflosigkeit ausgesetzt sind wie zu Kinderzeiten.

Genau in dieser projektiven Rollenwiederholung sieht Kernberg jedoch die zentrale therapeutische Chance: das Auflebenlassen der frühen, unbewussten *Objektdyaden* durch Projektion und Projektive Identifizierung im Behandlungsraum ins Bewusstsein zu holen, sie affektiv aufgeladen zu erleben, eigene unbewusst-projektive Abwehrvorgänge zu verstehen und sie dann zu überwinden. Die drei dazu nötigen Techniken sind *Klärung*, *Konfrontation* und *Deutung*.

Die *Klärung* wird benötigt, um zu verstehen, was Patient:innen genau mit ihren Aussagen meinen. Diesem Prozess wird in der allgemeinen therapeutischen Praxis meist zu wenig Aufmerksamkeit geschenkt, da Therapeut:innen dank ihres Kohärenzsinns unbewusst vorschnelle Schlüsse ziehen und so die Spaltungen der Patient:innen unbemerkt auflösen. Ein Beispiel wäre, wenn eine Patientin sagt: *»Mein Freund ist ein narzisstisches Arschloch!«*, und die Therapeutin das erst einmal so hinnimmt. Relevante Fragen zur Klärung wären allerdings: *»Was genau meinen Sie damit, wenn Sie das sagen? Gibt es keine guten Seiten mehr an Ihrem Partner oder gab es eine Situation, die Sie geärgert hat? Was bedeutet es für Sie, mit einem ›Arschloch‹ zusammen zu sein?«*

Eine *Konfrontation* hat im nächsten Schritt das Ziel, eine im Rahmen der Klärung aufgedeckte *Spaltungsabwehr* offenzulegen und die Patientin dadurch auf die Anwendung der Spaltung aufmerksam zu machen, wenn sie von widersprüchlichen Realitäten berichtet. Im oben angebrachten Beispiel könnte die Patientin im Rahmen der Klärung vielleicht antworten: »Ich habe gesehen, dass er einen Instagram-Post von einer alten Mitschülerin geliked hat, da war mir klar, dass er ein absoluter Arsch ist, der mich nie geliebt hat und dem ich nie hätte vertrauen dürfen!«

Eine daraufhin angewandte Konfrontation könnte dann wie folgt aussehen: »Lassen Sie uns kurz innehalten, ich bekomme hier etwas nicht zusammen. In der letzten Stunde haben Sie mir erzählt, wie froh Sie sind, Ihren Partner zu haben, und dass Sie sich noch nie so sicher mit einem Menschen gefühlt haben und er das Beste ist, was Ihnen passieren konnte. Heute sagen Sie mir, dass derselbe Partner nun das Letzte ist, man ihm nie vertrauen konnte und Sie schon immer gewusst haben, dass er Sie eigentlich nicht wirklich geliebt hat. Erinnern Sie sich noch daran, wie Sie sich letzte Woche mit Ihrem Partner gefühlt haben, und können Sie mir erklären, wie diese beiden Seiten zusammengehen?« Solche Klärungen und Konfrontationen kommen im Rahmen einer TFP vielfach vor, auch wenn sie nicht immer direkt eine »Wirkung« erzielen. In ihrer Summe schärfen sie jedoch den Blick der Patient:innen für die Intensität und Häufigkeit ihrer Anwendung solcher Spaltungsvorgänge.

Eine anschließende *Deutung* der Spaltung soll nun der Patientin ermöglichen, die Bedeutung der Spaltung zu verstehen: »Ich kann mir vorstellen, dass es unerträglich sein muss, sich vorzustellen, dass der Mensch, den Sie so sehr lieben und bei dem Sie es wagen können, sich geborgen zu fühlen, das Potenzial in sich haben könnte, sie so furchtbar zu verletzen. Es scheint mir daher fast erleichternd, diese positiven Seiten einfach zu vergessen und sich damit zu trösten, dass dieser Mensch ohnehin nicht der Richtige gewesen wäre, weil er ein absoluter ›Arsch‹ ist und weil es nun besser ist, wenn Sie sich zügig von ihm trennen. Ich kann mir vorstellen, dass es Ihnen so leichter fällt, mit dieser Wut umzugehen und sich vor der Verletzung zu schützen, die Ihnen ihr liebevoller Freund hätte antun können.«

Wichtig bei der Deutung ist, dass der Affekt aufgeladen und reflektiert werden muss. Dies funktioniert nur, wenn die Therapeutin die Betroffenheit der Deutung in sich affektiv erlebt, also im Fallbeispiel die Trauer und Angst, die hinter der Wut der Spaltung verborgen liegen, in sich aufleben lassen kann und es schafft, sie durch die Deutung empathisch und contained als Affektbrücke der Patientin in ihrem eigenen Erlebnisraum zur Verfügung zu stellen. Eine Deutung, die dies vermissen lässt und auf kognitiv-argumentativer Einsichts- und Erkenntnisebene bleibt, wird keine Berührung im Innen bewirken und ohne den mobilisierten Affekt dann lediglich ein interessanter und schnell vergessener Gedanke bleiben.

Die zentrale therapeutische Phase der TFP ist das Aufleben der spaltungsbasiert-projektiven Abwehrdynamik in der therapeutischen Dyade. Während sich die Techniken in dem vorangestellten Fallbeispiel auf die Außenbeziehungen und die Abwehroperationen in der Triangulierung bezogen, steht im Zentrum der TFP die Arbeit in der Übertragung, sodass die in den Außenbeziehungen erlebten Wünsche, Ängste, Aggressionen und Verunsicherungen auch in der therapeutischen Beziehung auftauchen. Folgendes Beispiel demonstriert die Arbeit in der Übertragung:

Projektive Identifizierung des Therapeuten

Ein Therapeut bespricht in der Supervision eine Situation mit einer Borderlinepatientin, die ihm schlaflose Nächte bereite: Mit Einverständnis und auf Wunsch der gerade erst 18 Jahre alt gewordenen Patientin habe der Therapeut wenige Tage vor der Stunde mit der Mutter der Patientin Kontakt aufgenommen, da die Therapie aktuell privat von der Mutter bezahlt werde. Er wollte daher mit der Mutter die Behandlungsfrequenz besprechen und ihr Einverständnis für die Stundenerhöhung (zweimal pro Woche) einholen. Die Patientin selber habe diese Stundenerhöhung erbeten, da ihr die Therapie guttue und sie sich bei dem Therapeuten gut aufgehoben fühle.

Die Mutter nutzte das Telefonat jedoch auch noch dazu, dem Therapeuten ihr Herz auszuschütten bezüglich ihrer Tochter und, wie labil sie deren Zustand aktuell einschätze. Sie überzeugte den Therapeuten davon, mit der Patientin die Option eines erneuten Klinikaufenthaltes noch einmal zu besprechen.

Die Patientin reagierte darauf erschrocken und zunächst wortkarg, in die nächste Stunde kam sie jedoch

> ausgesprochen wütend und angespannt: Das Telefonat sei ein massiver Vertrauensbruch gewesen und sie finde den Therapeuten hoch unprofessionell. Sie fordere ein genaues Gesprächsprotokoll des Telefonates zwischen Therapeut und Mutter, damit sie feststellen könne, ob der Therapeut die Schweigepflicht gebrochen habe und sie Maßnahmen dagegen ergreifen müsse. Eine Fortsetzung der Therapie könne sie sich auf keinen Fall vorstellen.
>
> Der Therapeut reagierte auf die Konfrontation der Patientin defensiv und schuldbewusst. Er validierte ihr Erleben, bedankte sich für die Offenheit und ermutigte sie, da die Stunde zum Ende kam, in der nächsten Stunde weiter dazu in den Austausch zu kommen. Bereits kurz nach Ende der Stunde setzten bei dem Therapeuten paranoide Ängste ein, die Patientin könnte ihn bei der Kammer melden, ein Fehlverhalten anzeigen oder ihn in seiner Institution in Misskredit bringen, was ihn schlimmstenfalls die Berufserlaubnis kosten könne.

In der Supervision wurde diese Sitzung auf Ebene der projektiven Abwehr analysiert, um eine mögliche Reinszenierung früher Objektdyaden zu verstehen: Auf der Sachebene ließ sich festhalten, dass die Patientin ihr Einverständnis zu dem Telefonat gegeben und der Therapeut keine vertraulichen Informationen an die Mutter weitergegeben hatte, sondern sich lediglich ihre Einschätzung zur akuten Gefährdung der Patientin angehört hatte und darauf basierend zu der Einschätzung kam, dies noch mal mit der Patientin zu besprechen. Wenngleich es nachvollziehbar ist, dass der Austausch zwischen Mutter und Therapeut für die Patientin unangenehm ist, liegt kein objektives therapeutisches Fehlverhalten, noch eine Verbündung mit der Mutter oder Anlass zum Misstrauen vor, weshalb die ausgeprägten paranoiden Fantasien des Therapeuten, die ihn in für ihn außergewöhnlichem Maße das gesamte Wochenende begleiteten, auf einer anderen Ebene zu verstehen sind. Es ist wahrscheinlich, dass der Therapeut die (abgespaltenen) paranoiden Ängste der Patientin im Sinne einer Projektiven Identifizierung erlebte: Nachdem sich die Patientin ausgeliefert, verfolgt gefühlt und den Verlust der Kontrolle gespürt hatte (indem sich die Mutter und der Therapeut scheinbar verbündet hatten und über ihr Schicksal entschieden), wehrte die Patientin dies unbewusst ab, indem sie über den Mechanismus der Projektiven Identifizierung im Therapeuten diese paranoiden Gefühle installierte. Basierend auf dem Wissen um die Dynamiken der frühen Erfahrungen mit ihren Bezugspersonen ist zu vermuten, dass die Patientin diese Gefühle projektiv abwehren musste, da diese einen Zustand reaktualisierten, dem sie biographisch lange ausgeliefert war. Die projektive Abwehr ermöglicht ihr eine Befreiung davon, sodass die Patientin nun nicht mehr auf der Seite des ausgelieferten Kindes sein muss, sondern in der Rolle des verfolgenden, strafenden und willkürlich verlassenden Erwachsenen die Kontrolle halten kann. Indikatoren dafür sind die Affekte, in denen die Patientin mit Wut und Anklage identifiziert ist, der Therapeut mit Angst, Unterwerfung und Versuchen der Wiedergutmachung. Auch die Spaltung trägt zum Erhalt dieser Eindeutigkeit bei: Nun ist der Therapeut der nur noch Schlechte, Versagende, Unprofessionelle, kurz: der Täter, mit dem man nicht mehr zusammenarbeiten kann. Die Patientin ist hingegen in ihrer Wahrnehmung das ausgelieferte Opfer, dem etwas angetan wurde. Das Oszillieren der Täter-Opfer-Dyade ist dabei etwas Symptomatisches und verschließt den Raum für ambivalente, vielleicht bedauernde oder selbstreflexive Momente.

In den folgenden Therapiesitzungen sollte daher im Fokus stehen, diese Rollendynamik gemeinsam zu verstehen und insbesondere die Mechanismen von Spaltung und Projektion unter Anwendung von *Klärung*, *Konfrontation* und *Deutung* in ihrer Funktion bewusst werden zu lassen.

Eine Dyadendeutung des Therapeuten könnte sein:

Therapeut: »Lassen Sie uns noch mal über die letzte Stunde sprechen, über mein Telefonat mit Ihrer Mutter, weshalb Sie ja sehr empört über mich waren und vielleicht sogar die Therapie abbrechen wollen.«

Pat stimmt wütend zu.

Therapeut: »Ich habe mich gefragt, ob Sie sich in dieser Situation vielleicht von mir verraten gefühlt haben und den Eindruck hatten, ich sei auch wieder jemand, der Ihnen falsche Versprechungen macht, Ihr Vertrauen missbraucht und der hinter Ihrem Rücken Pläne gegen Sie schmiedet.

Wenn ich damit richtig liege, kann ich verstehen, wie enttäuscht und vielleicht auch bedroht Sie sich gefühlt haben müssen. Ich stelle mir vor, dass Sie sich in dem Moment, als Sie von dem Telefonat erfahren haben, wie ein hilfloses Kind in einer ausgelieferten Situation gefühlt haben und mich wie einen übermächtigen und unberechenbaren Erwachsenen erlebt haben, der sich mit Ihrer Mutter gegen Sie verbündet und einfach über Ihr Leben entscheidet. Wenn das so ist, kann ich verstehen, dass Sie am liebsten nichts mehr mit mir zu tun haben wollen und die Therapie abbrechen wollen.«

Bei einer Übertragungsdeutung geht es darum, den in der Übertragungsbeziehung wirksam gewordenen Affekt und die darunterliegende (frühe) Dyade anzusprechen und diese in einen interpretativen Bedeutungszusammenhang zu setzen. Die Beziehungsdynamik und die dahinterliegende dyadische Konstellation (als Wiederholung einer frühen Beziehungserfahrung) werden benannt und das Erleben der Patientin im Rahmen dieser Wiederholung validiert. Die Sprache einer solchen Deutung sollte sich kontextuell an die der Patientin anpassen und wenn möglich symbolisierende Elemente, konkretes Erleben und wenig Abstraktion beinhalten. Wenn die Patientin empfänglich ist und es passt – nur dann –, kann die Deutung auch aus einem zweiten Teil bestehen, der dann den Affekt der abgewehrten Dyade aufgreift (hier: des hilflosen und enttäuschten Kindes), was ein vertieftes und erlebtes Verstehen ermöglicht:

Therapeut: »Vielleicht hat Sie die Situation auch erschreckt, weil Sie Hoffnung hatten, mit mir endlich mal jemanden zu haben, dem es wirklich um Sie geht, sodass sich mein Verhalten für Sie wie ein Verrat angefühlt hat und Sie jetzt wieder ganz hilflos und allein dastehen. Ich kann mir vorstellen, dass das große Enttäuschung ausgelöst hat und vielleicht auch Angst, nun wieder allein zu sein. Ich hatte den Eindruck, dass Sie sich nun Ihre Autonomie wieder zurückholen müssen, damit ich Ihnen nichts antun kann.«

Auch hier ist die affektive Aufladung in der Situation – und gegebenenfalls auch das Verweilen im Affekt der Deutung – ein entscheidender Moment. Die Deutung sollte (anders als hier im Beispiel, das der Demonstration dient) nicht zu lang und komplex sein und sich am Verständnishorizont der Patient:innen bewegen. Eine Deutung hat dann »getroffen«, wenn der gedeutete Affekt im Raum wirksam wird und die Patientin beispielsweise ihre Wut auf den Therapeuten in Trauer der Enttäuschung umwandeln kann und gleichzeitig die Verstrickung und Verzerrung der Dyadenwahrnehmung (Therapeut: nicht vertrauenswürdig) aufgehoben werden kann. Hier werden drei unbewusste Mechanismen angesprochen: die *Projektion* (bzw. *die Projektive Identifizierung*) des Affekts und die *Spaltung* der Therapeutenrepräsentanz (erst der nur Gute, dann der nur Schlechte) zur Beziehungsregulation, sowie das *Acting out* des Beziehungsabbruchs als handlungsbasierte (vermeintliche) Lösung.

Ist die projektive Dyade aufgelöst, kann auf einer triangulierten Ebene abschließend der reale Gehalt der Situation besprochen werden: Mit dem Wunsch der Patientin, dass die Mutter die Therapie bezahlt und der Therapeut das Finanzielle mit ihr klärt, wurden bereits die Grenzen aufgelöst. Hier haben möglicherweise sowohl Therapeut (dessen Verantwortung der Rahmen der Therapie und damit auch die Absprachen sind), aber auch die Patientin (mit ihrem Wunsch nach Verantwortungsabgabe und Missachtung der Konsequenzen) eine Realität geschaffen, die nun unter beidseitiger Verantwortungsübernahme besprochen werden kann. Dabei ist wichtig, dass keine »Schuldigen« angeklagt werden, aber beide – im Sinne der Augenhöhe zweier Erwachsener – anerkennen, dass diese Entscheidungen möglicherweise ungünstig waren. Der Therapeut sollte nach der durchgearbeiteten Übertragung gegebenenfalls auch im Sinne eines Rollenmodells die Verantwortung für die Entscheidung übernehmen, indem er beispielsweise zugesteht, vorab nicht ausreichend besprochen zu haben, was die Konsequenzen eines solchen Kontakts sein können, und vorschlägt, dass in Zukunft Angehörigengespräche in Anwesenheit der Patientin geführt werden sollten. Die Patientin sollte aber auch Gelegenheit bekommen, ihren Anteil am Zustandekommen dieser Entscheidung zu sehen, um einer vollständigen Externalisierung von Verantwortung entgegenzuwirken. Darin liegt die Chance, weitere relevante Themen in den Fokus zu rücken (z.B. Angst vor der Übernahme von Verantwortung mangels Selbstvertrauen und Fehlertoleranz). Wichtig ist auf Therapeutenseite die Balance zwischen Identifikationsfigur durch Verantwortungsübernahme und dennoch Öffnung des Übertragungsraumes für alles, was sich im unbewussten Raum abspielt. Es ist daher entscheidend, dass der Therapeut nicht bereits vor der Deutung alle Schuld emotional auf sich lädt und die Patientin durch devote Entschuldigung und Validierung entwaffnet, da er dann die Spaltung um der Beziehungsharmonie Willen aufrechterhält, indem er sich auf die Seite der Patientin stellt und die Übertragung fälschlicherweise als Realität annimmt. Dieser Übertragungswiderstand des Therapeuten würde der Patientin das Durcharbeiten und Verstehen der Spaltungsabwehr verwehren. Elementar ist in dieser Situation primär die Arbeit an den unbewussten Dyadenmanifestationen und deren Deutung, danach können faktische Anteile der Situation geklärt werden.

Ziel der Übertragungsfokussierten Therapie ist es also, sich die projektive Abwehrstruktur zunutze zu machen, anstatt sie zu übergehen oder durch zu viele supportive Elemente aus der Beziehung herauszuhalten, und sie gemeinsam durchzuarbeiten. Die therapeutische Dyade bietet sich dazu insofern an, als sie ein direktes affektives Erleben ermöglicht – für Kernberg ein zentrales Element der TFP. Während das reine Besprechen von möglichen Projektionen in den Außenbeziehungen stets gefärbt ist von der Wahrnehmung der Patient:innen und nur noch retrospektiv besprochen werden kann, bietet das Auflebenlassen dieser projektiven Abwehr *innerhalb der therapeutischen Beziehung* die Möglichkeit, dass die dazugehörigen Affekte in voller Entladung im Therapieraum stattfinden können und die Erkenntnisse so nicht nur ein Gedankenspiel, sondern eine erlebte Realität werden.

Die Herausforderung der TFP ist dabei das Gebot der technischen Neutralität, was die Herausforderung des Sich-verstricken-Lassens auf der einen und die neutrale, nicht ausagierte und wertfreie Draufsicht und Interpretation dieser Verstrickung auf der anderen Seite bedeutet. Auch der bewusste Umgang mit eigenen emotionalen Reaktionen ist wesentlicher Bestandteil der TFP, was eine Bereitschaft zur beständigen Selbstreflektion bedeutet: Einerseits nutzt man das eigene Gegenübertragungserleben und bietet Übertragungshypothesen zu dem vermuteten darunterliegenden projektiven Abwehrprozess an. Andererseits muss man sich stets bewusst sein, dass man auch mal in eine Verstrickung geraten kann, in die eigene Persönlichkeitsanteile hineinspielen, für deren Kontrolle und Reflektion der/die Therapeut:in selbst verantwortlich ist. Eine (meist vorausgehende) Selbsterfahrung ist daher unumgänglich, um eigene Vulnerabilitäten, Abwehrmomente und habituierte Verhaltens- und Denkmuster gut zu erkennen. Ebenso setzt die TFP eine regelmäßige, bestenfalls videobasierte Supervision voraus, um mögliche Fehlinterpretationen und Verstrickungen zu sehen. Die TFP ist ein evidenzbasiertes (also wissenschaftlich als wirksam erwiesenes und von den Krankenkassen anerkanntes) Behandlungsverfahren für Patient:innen mit Persönlichkeitsstörungen und kann im Rahmen eines Weiterbildungscurriculums erlernt werden.

Transtheoretische Bezüge: Die schulenübergreifende Arbeit mit der Abwehr

Die zuvor vorgestellten therapeutischen Möglichkeiten, die Abwehr in der Therapie nutzbar zu machen, beziehen sich insbesondere auf den psychodynamischen Theorie- und Therapiehintergrund. Doch auch in übergeordneten, transtheoretischen Elementen kann an der Abwehrstruktur gearbeitet werden:

Psychoedukation

Therapeut:innen helfen durch Erklärungen zu dem Konzept Abwehr immer in direkter Bezugnahme zu konkreten Verhaltensweisen der Patient:innen, die Natur und Funktion von Abwehrmechanismen zu verstehen. Dies schafft eine Basis für die Bewusstmachung unbewusster Prozesse sowie anderer automatisierter Verhaltensweisen.

Nutzung der therapeutischen Beziehung

In der therapeutischen Beziehung treten Übertragungs- und Gegenübertragungsphänomene auf, die es ermöglichen, Abwehrmanöver im Vollzug zu beobachten und zu bearbeiten. Hier hat man die Chance, den interpersonellen Charakter der Abwehr zu erleben, dabei oszillierende Dyaden zu identifizieren und darin Einsicht und Flexibilität zu erlangen. Die Therapeut:in hilft den Patient:innen, diese unbewussten Beziehungsdynamiken zu erkennen und zu verstehen, was zu einer Veränderung der Abwehrstrategien führt.

Interpretation und Einsicht

Durch Interpretation von Träumen, freien Assoziationen und Übertragungsphänomenen wird der Patient in die Lage versetzt, Einsicht in unbewussten Abwehrprozesse zu gewinnen. Patient:innen lernen auf diesem Wege, Verhaltensweisen mit unbewussten Motiven zu konnotieren und sich selber »lesen zu lernen«. Durch dieses »Aufdecken« der Abwehr in ihrer Schutzfunktion kann sie überwunden werden. Insbesondere psychodynamische Ansätze konzentrieren sich auf das Verständnis und die Veränderung unbewusster Prozesse und Abwehrmechanismen durch intensive, langfristige Arbeit an Übertragungs- und Gegenübertragungsphänomenen; die Arbeit mit szenischem Material und der gemeinsame Versuch von Bedeutung ist jedoch eine Technik, die in vielen therapeutischen Kontexten Anwendung finden kann.

Training emotionaler Kompetenzen

Abwehrstrategien haben die Funktion, unangenehme emotionale Zustände zu regulieren und vom Bewusstsein fernzuhalten. Manche Patient:innen verwenden dabei hochgradig maladaptive Mechanismen, da sie keine Handlungsalternative gelernt haben. Dies findet sich häufig bei Menschen mit Persönlichkeitsstörungen. Therapeut:innen arbeiten mit Patient:innen daran, ihre Fähigkeiten zur Emotionsregulation zu verbessern. Dies beinhaltet das Erlernen von Techniken zur Identifikation, Akzeptanz und Modulation von Emotionen. Auch das Erlernen funktionaler Bewältigungsstrategien im Umgang mit Problemen ist ein relevantes Therapieziel. Dies kann beinhalten, neue Wege zur Stressbewältigung, Problemlösung und sozialen Interaktion zu erlernen. Die Dialektisch-Behaviorale Therapie (DBT), speziell entwickelt für Borderlinepatient:innen, zielt darauf ab, extreme emotionale Reaktionen zu regulieren und dysfunktionale Abwehrmechanismen zu verändern durch Techniken wie Achtsamkeit, Stresstoleranz, Emotionsregulation und zwischenmenschliche Fertigkeiten.

Die Arbeit an und mit der Abwehr kann folglich in verschiedenen therapeutischen Kontexten stattfinden. Bei manchen der oben genannten Interventionen handelt es sich um Standardtherapieelemente in stationären psychiatrischen oder psychotherapeutischen Kontexten, wo meist multimethodisch und -professionell, schulenübergreifend und mit schnellen Interventionen gearbeitet wird. Diese Arbeit wird selten explizit als Arbeit an der Abwehr deklariert, adressiert diese jedoch in jedem Fall. So ist es auch in der Verhaltenstherapie, in der das Konzept der Abwehr als solches nicht verwendet wird, jedoch vergleichbare Konstrukte wie Emotionsregulation, Coping oder Ressourcenarbeit durchaus Schwerpunkte in der Behandlung darstellen. Im folgenden Abschnitt soll auf die konzeptuelle und therapeutische Nähe zur (impliziten) Arbeit mit der Abwehr in der Verhaltenstherapie kurz eingegangen werden.

Abwehr in der Kognitiven Verhaltenstherapie

In der Kognitiven Verhaltenstherapie (KVT) wird der Begriff »Abwehrmechanismen« in seinem ursprünglichen Sinne nicht verwendet, da sich dieser explizit auf den psychoanalytischen Theoriehintergrund bzw. auf jenen der psychodynamischen Therapie bezieht. Dennoch werden sowohl die Begriffe Abwehr als auch Widerstand häufig undifferenziert und definitorisch vermischt verwendet, wenn unliebsames oder oppositionelles Verhalten bei Patient:innen beschrieben werden soll. Ihrer Definition nach bezieht sich die KVT auf kognitive und verhaltensbezogene Muster, die Resultate langjähriger Lern- und Automatisierungsprozesse sind. Dennoch können Konzepte, die den Abwehrmechanismen ähneln, in die KVT einbezogen werden. So arbeitet die KVT beispielsweise mit der Identifikation und Veränderung dysfunktionaler Denkmuster, die unter anderem Namen annektiert wurden (z. B. Bewältigungsmodi in der Schematherapie), sich jedoch auf dieselben Prozesse wie die der Abwehr beziehen. Die dort bearbeiteten Mechanismen beschreiben kognitive Verzerrungen wie Verleugnung, Rationalisierung oder Projektionen, die anders bezeichnet werden, aber den psychoanalytischen Definitionen entsprechen. In der Therapie werden Techniken eingesetzt, die insbesondere die kognitive Einsicht in die Abwehrvorgänge schärfen sollen und von den Patient:innen auch zuhause weiter verfolgt werden können:

Gedankenprotokolle

Patient:innen schreiben ihre Gedanken auf, wenn sie sich gestresst oder ängstlich fühlen. Dies hilft dabei, automatische Gedanken zu identifizieren und zu hinterfragen.

Neubewertung und kognitive Umstrukturierung

Durch Techniken der KVT werden Patient:innen angeleitet, Denkmuster und Überzeugungen zu hinterfragen und neue, adaptivere Sichtweisen zu entwickeln. Hier spielt die Funktion der Bewertung eine zentrale Rolle. So ist es nachvollziehbar, dass es einem Menschen langfristig nicht gut geht, wenn er stets sich selbst als schuldhaft oder anderen Menschen unterlegen bewertet (wie bei dem Abwehrmechanismus »Wendung gegen das Selbst«). Die schematische Analyse dieser dysfunktionalen Bewertungsmuster kann gewohnte Abwehrmechanismen lockern. KVT fokussiert auf die Veränderung dysfunktionaler Denkmuster und Verhaltensweisen und integriert Techniken zur Verbesserung der Emotionsregulation und Entwicklung adaptiver Coping-Strategien.

Expositionsverfahren

Ein wichtiger Bestandteil der Verhaltenstherapie, insbesondere bei Angststörungen, ist die Expositionstherapie. Diese Methode hilft Patient:innen, sich ihren Ängsten direkt zu stellen, anstatt die damit verbundenen Situationen zu vermeiden (ausagierte Abwehr) oder ihnen durch andere Abwehrvorgänge dysfunktional zu begegnen.

Verhaltensexperimente

Diese dienen dazu, Annahmen und Überzeugungen, die als Abwehrmechanismen fungieren, empirisch zu testen. Dabei nutzen Patient:innen und Therapeut:innen formulierte Hypothesen über die negativen Erwartungen und testen diese in realen Situationen (z. B. andere Menschen fragen, ob man wirklich »an allem schuld ist« etc.) und formulieren Beobachtungsaufgaben, bei denen Patient:innen ihr Verhalten und die Reaktionen anderer systematisch beobachten, um zu sehen, ob ihre Annahmen zutreffen.

Achtsamkeits- und Akzeptanzstrategien

Die Verfahren der sogenannten »Dritten Welle« der VT wie die Akzeptanz- und Commitment-Therapie (ACT) integrieren Achtsamkeits- und Akzeptanzstrategien, um den Umgang mit unangenehmen Gedanken und Gefühlen zu verbessern, statt auf Abwehrmechanismen zurückzugreifen. Mithilfe von beispielsweise Achtsamkeitsübungen lernen Patient:innen, ihre Gedanken und Gefühle zu beobachten, ohne sie zu bewerten oder zu vermeiden. Sie werden außerdem angeleitet zu üben, unangenehme Emotionen zu akzeptieren und ihre wertebasierten Ziele trotz dieser Emotionen zu verfolgen.

Funktionsanalysen

Eine letzte zentrale Technik der Verhaltenstherapie sind funktionale Analysen, um das Verhalten und die zugrunde liegenden Abwehrmechanismen in ihrem Kontext zu verstehen und gezielt zu verändern. Sowohl anhand von Kontingenz- und Auslösermodellen (zum Beispiel das ABC-Modell), aber auch von Verstärkerplänen können automatisierte Denk- und Handlungsabläufe bewusst gemacht werden. Das Dritte-Welle-Verfahren der Schematherapie kombiniert dabei Elemente der kognitiven Verhaltenstherapie mit Konzepten der Psychodynamik, um tief verwurzelte Denkmuster und Verhaltensweisen (Schemata) zu verändern, die als Abwehrmechanismen fungieren können. Patient:innen identifizieren zunächst wiederkehrende negative Muster und deren Ursprung. Diese können in der Qualität auch Abwehrfunktion haben oder sich aus Abwehrmechanismen zusammensetzen. Durch kognitive, emotionale und verhaltensbezogene Techniken arbeiten Patient:innen daran, dysfunktionale Schemata zu verändern.

In der Verhaltenstherapie wird die Behandlung von Abwehrmechanismen folglich nicht explizit als Therapieziel konzeptualisiert, aber auch nicht ausgeschlossen, sondern vielmehr umbenannt (»Bewältigungsstrategien«). In der praktischen Umsetzung werden anhand von Techniken wie kognitiver Umstrukturierung, Expositionstherapie, Verhaltensexperimenten, Achtsamkeit und Akzeptanz sowie funktionalen Analysen implizite Annahmen, Glaubenssätze, handlungsleitende Mechanismen und dysfunktionale Emotionsregulationsstrategien identifiziert und modifiziert. Auf diese Weise können dysfunktionale Denkmuster und Verhaltensweisen durch adaptivere Strategien ersetzt werden, was sich als effektiv erwiesen hat und langfristig zu einer Verbesserung der psychischen Gesundheit führt. Der aus psychodynamischer Perspektive offensichtliche Bezug zur Arbeit mit der Abwehr wird im klinisch-praktischen Kontext ohne Hemmung vollzogen. In der Literatur findet sich hier jedoch weiterhin eine artifizielle Abgrenzung zu den Begriffen und Konzepttraditionen der Psychoanalyse.

Auch empirisch fehlen immer noch Arbeiten, die psychodynamische Konstrukte – und damit insbesondere das Konstrukt der Abwehr – transtheoretisch etablieren und Verbindungen zwischen den Verfahren beforschen (anstatt sie gegeneinander antreten zu lassen). Erste Bemühungen in diese Richtung finden sich etwa bei Sebastian Euler et al. (2019, 2024), die jüngst eine Studie zur Veränderbarkeit der Abwehrstruktur durch die Dialektisch-Behaviorale Therapie veröffentlichten.

Vom Labilisieren und Stärken der Abwehr

Die Frage, ob eine Psychotherapie Abwehrmechanismen stärken oder schwächen sollte, ist komplex und hängt von mehreren Faktoren ab, darunter von der Art der Abwehrmechanismen, den spezifischen Bedürfnissen und Zielen des/der Patient:in sowie dem theoretischen Ansatz der Therapeut:innen. Wie zu Beginn beschrieben, lassen sich Abwehrmechanismen in adaptive und maladaptive Mechanismen unterteilen, sodass es prinzipiell sinnvoll erscheint, erstere zu fördern und letztere abzubauen. Dennoch lohnt es sich, diese Frage etwas differenzierter zu betrachten.

Prinzipiell steht eine maladaptive Abwehr im Zusammenhang mit langfristigen Problemen in der Lebensführung, sowohl im Umgang mit sich selbst als auch in der Gestaltung von Beziehungen und auch in Bezug auf generellen sozio-ökonomischen Erfolg im Leben (Vaillant, 1995). Ein grundsätzliches Ziel therapeutischer Arbeit sollte also die Auflösung dieser maladaptiven Mechanismen sein, was sich auch in neueren Studien als sinnvoll erwiesen hat: John C. Perry und Michael Bond (2012) zeigten, dass die Schwächung unreifer Abwehrmechanismen und die Förderung von Einsicht und Selbstverständnis zu langfristigen positiven Veränderungen in der psychischen Gesundheit führen können. Durch das Bewusstwerden und Verarbeiten unbewusster Konflikte und Ängste können Patient:innen lernen, weniger auf dysfunktionale Abwehrmechanismen angewiesen zu sein und stattdessen gesündere Strategien zu entwickeln. Auch Otto F. Kernberg (2006) zeigte, dass das psychosoziale Funktionieren eines/einer Patient:in mit Persönlichkeitsstörung voraussetzt, dass man die maladaptive Abwehrstruktur systematisch durchbricht. Er betonte, dass das Erkennen und Bearbeiten pathologischer Abwehrmechanismen, wie Spaltung oder Projektion, insbesondere bei Persönlichkeitsstörungen entscheidend ist, um die emotionale und soziale Funktion der Patient:innen zu verbessern. Das Ziel der Therapie muss folglich sein, pathologische Abwehrmechanismen zu schwächen und reifere, adaptivere Mechanismen zu fördern, um die zwischenmenschlichen Beziehungen und das emotionale Wohlbefinden zu verbessern.

Doch kann es klinische Situationen geben, in denen das Aufrechterhalten einer maladaptiven Abwehr indiziert ist. Phebe Cramer (2000) betont, dass bestimmte Abwehrmechanismen helfen können, die Funktionsfähigkeit von Patient:innen im Alltag zu erhalten. Dies ist besonders wichtig bei Personen, die möglicherweise nicht sofort in der Lage sind, sich mit tiefgreifenden inneren Konflikten auseinanderzusetzen. In solchen Fällen kann es hilfreich sein, Abwehrmechanismen zunächst zu stärken oder zu unterstützen, um die Funktionalität und das Wohlbefinden von Patient:innen zu gewährleisten. Patient:innen mit narzisstischer Charakterabwehr beispielsweise müssen vielleicht zu Beginn der Therapie zunächst in ihren Idealisierungs- und Entwertungsversuchen belassen werden, sodass sie ein Gefühl der Kontrolle über den angstauslösenden therapeutischen Raum behalten, da sonst mit einem frühen Abbruch der Therapie zu rechnen wäre. Auch bei Menschen mit zwanghafter Abwehrformation, die vielfach auf Rationalisierung und Intellektualisierung zurückgreifen, können wir diese Versuche zunächst als »das bestmögliche Einlassen« verstehen, das ein:e Patient:in zu diesem Zeitpunkt zur Verfügung hat.

Die Labilisierung der Abwehr sollte also nie zu Beginn einer Therapie stattfinden. Sie kann verängstigen, da sie den Patient:innen gewohnte Mechanismen entzieht und auch gefährlich sein, da wir nicht wissen, ob Patient:innen darüber hinaus Strategien haben, mit ihren Affekten umzugehen. Ebenso wissen wir am Anfang einer Therapie nicht genau, was das abgewehrte Material ist und ob nicht zum Beispiel eine Traumatisierung darunterliegen könnte.

Eine wichtige Haltung in der Arbeit mit der Abwehr ist die Wertschätzung dieser als Lösungsversuche unserer Patient:innen für meist frühe, schwer aushaltbare Gefühle oder Konfliktspannungen. Es ist wichtig, dass wir in der Anfangsphase aufmerksam sind, um diese Prozesse zu erkennen und sie zunächst für unser Verständnis der Psychodynamik einzuordnen – ohne sie den Patient:innen gleich »wegnehmen« zu wollen. Abwehrstärkende Aussagen wie »Mein Eindruck ist, dass Sie sehr gut darin sind, Erklärungen für die Verhaltensweisen anderer zu finden, ich kann mir vorstellen, dass Ihnen das oft schon geholfen hat, in emotional schwierigen Situationen den Überblick zu behalten« bekräftigen die Abwehrleistung (in diesem Fall einer Rationalisierung), markieren jedoch bereits den therapeutischen Fokus auf ihre Funktionalität, sodass auch die Aufmerksamkeit des/der Patient:in behutsam auf diesen unbewussten Prozess gelenkt wird.

Deutungen, die die Abwehr als solche »enttarnen«, ohne dabei auch Wertschätzung zu vermitteln, können hingegen schnell als Kränkung erlebt werden und in direkter Folge einen Widerstand provozieren. Ein Beispiel für eine solche zu Beginn einer Therapie ungute Deutung wäre: »Ich glaube, dass Sie hier immer wieder mit rationalen Erklärungen kommen, weil Sie eigentlich Angst haben, sich zu öffnen.« Diese Deutung ist vermutlich nicht grundsätzlich falsch, wäre jedoch zu Beginn einer Therapie eher angstverstärkend, möglicherweise kränkend und könnte zu einer Ruptur führen, in der der/die Patient:in entweder in den konfrontativen Widerstand (bis hin zu Abbruch) geht oder, im Sinne einer Rückzugsruptur, dem/der Therapeut:in zustimmt und seine darunterliegenden Affekte für sich behält, sodass eine Distanz in der therapeutischen Beziehung entsteht. Für konfrontative Deutungen ist ein hohes Vertrauen beider Seiten nötig.

Gleiches droht auch bei biografischen Deutungen, von denen

manche Autor:innen vollständig abraten (Kernberg, 1992), da sie immer die Ebene des Hier und Jetzt verlassen und eine hierarchische Schräglage in der Beziehung herstellen. Ein klassisches Beispiel ist, in einer konflikthaften Situation in der therapeutischen Dyade das Verhalten des/der Patient:in direkt als altes Handlungsmuster zu deuten, das sich eigentlich gar nicht gegen den/die Therapeut:in, sondern gegen Mutter oder Vater etc. richte. Auch wenn in dieser biografischen Deutung möglicherweise ein wahrer Kern liegen könnte, würden sich Therapeut:innen damit aus der konflikthaften Dyade erheben und sich dabei der Mitverantwortung für die Konfliktsituation entziehen. Dies kann insbesondere bei Patient:innen mit Persönlichkeitsstörungen zu einem Gefühl von Überwältigung, Übergangenwerden und hilflosem Ausgeliefertsein führen, aber auch bei allen anderen Menschen einen natürlichen Widerstand provozieren, wenn sich ein Gegenüber aus einem Konflikt herausnimmt.

So sind der Zeitpunkt und der Grad der eigenen Involviertheit bei der Deutung der Abwehr von zentraler Bedeutung.

Es gibt allerdings Abwehrmechanismen, die in sich so schädigend sind, dass sie von Beginn an in einer Therapie adressiert werden müssen. So beispielsweise das als *Acting-out* verstandene selbstschädigende Verhalten bei Borderlinepatient:innen, über das es in der Regel im Rahmen eines Therapievertrags eine Übereinkunft gibt, dass ein erstes Ziel der Therapie sein muss, dieses Verhalten abzustellen. Hier kann es vonnöten sein, direkt zu Beginn der Therapie auf der bewussten Verhaltensebene nach alternativen Handlungs- und Copingmöglichkeiten zu suchen, damit die Gefährdung der Patient:innen minimiert und die Therapiefähigkeit gegeben ist. Auch bei etwas reifer strukturierten Patient:innen, die mit starker Abwehr bis hin zu einem Initialwiderstand in die Therapie kommen und große Schwierigkeiten haben, sich zu öffnen, kann es wichtig sein, dieses Verhalten als problematisch und potenziell therapiegefährdend zu thematisieren, da ohne diese Bereitschaft keine therapeutischen Erfolge entstehen können. Es muss die Balance gehalten werden zwischen einer respektierenden Haltung der Abwehr gegenüber und dem Einfordern einer Bereitschaft zur Veränderung.

Ebenso gibt es Abwehrvorgänge, die direkt die therapeutische Beziehung betreffen und möglicherweise bevorzugter Aufmerksamkeit bedürfen. So kann eine starke Idealisierung gleich zu Beginn mit ständigen Affirmationen und Zustimmungen der Patient:innen dazu führen, dass alle Versuche von Intervention seitens der Therapeut:innen unwirksam bleiben. Auch starke Entwertungen und sich wiederholende Infragestellungen der Fragen, Interventionen und der allgemeinen Kompetenz der Therapeut:innen können den Assoziationsfluss schwerwiegend behindern. In beiden Fällen muss die Thematisierung dieser Abwehrverhalten vorrangig behandelt haben. Dabei sollte nicht unbedingt die Abwehr als solche direkt gedeutet werden (da dies Widerstand vermuten lässt), sondern das Gespräch auf das hinter der Abwehr stehende Unbehagen, das im Raum steht, gelenkt werden, damit eine tragfähige therapeutische Beziehung etabliert werden kann. So gibt es also Situationen, in denen die Arbeit an der Abwehr zu priorisieren ist, insbesondere wenn die Abwehrmechanismen derart rigide, verhaltensnah oder interpersonell sind, dass sie den therapeutischen Prozess maßgeblich behindern.

Andersherum kann es auch Situationen geben, in denen es notwendig ist, die Abwehrstrategien aktiv zu bestärken. Steckt ein:e Patient:in beispielsweise gerade in einer relevanten Leistungs- oder Schwellensituation, wäre es ungut, die Abwehr in dieser Lebensphase unnötig zu labilisieren. Auch in psychischen Krisen, zum Beispiel in psychiatrischen Behandlungen, kann es notwendig sein, dass abwehrstärkend gearbeitet wird, insbesondere da es in diesen Settings keine langfristigen Behandlungsmöglichkeiten gibt, die eine systematische Abwehrlabilisierung benötigen würden. Muss ein:e Patient:in beispielsweise gerade sein/ihr Abitur schaffen und zeigt ausgeprägte Vermeidung in der Auseinandersetzung mit seinen/ihren sozialen Phobien, kann in dieser Phase die *Vermeidung* geduldet werden, wenn es Wege gibt, dass der/die Patient:in so zu seinem/ihrem äußeren, für die weitere Entwicklung hoch relevanten Ziel kommt.

Auch das Skills-Training der Dialektisch-Behavioralen Therapie kann in diesem Sinne verstanden werden: Es wird respektiert, dass die Patient:innen in diesem Moment keine Alternative zur Selbstverletzung zur Verfügung haben, sodass auf der Handlungsebene zunächst alternative Verhaltensweisen teilweise mit schmerzinduzierendem, aber nicht schädlichem Charakter eingeübt werden, anstatt ihnen das *Acting-out* vollständig als Regulationsstrategie zu nehmen.

Ob Abwehrmechanismen in der Therapie gestärkt oder geschwächt werden sollten, hängt folglich von der individuellen Situation der Patient:innen, der Art der Abwehrmechanismen und den therapeutischen Zielen ab. In einigen Fällen kann es hilfreich sein, adaptivere Abwehrmechanismen zu stärken, um psychische Stabilität zu gewährleisten. In anderen Fällen ist es notwendig, dysfunktionale Abwehrmechanismen zu schwächen oder zu transformieren, um langfristige positive Veränderungen zu ermöglichen. Zentral ist die bewusste Reflexion der Therapeut:innen über ihren Umgang mit Abwehr sowie ein aufmerksamer Blick für Abwehrprozesse in Abhängigkeit von Therapiephasen. Ein flexibler und patient:innenzentrierter Ansatz, der die spezifischen Bedürfnisse und Ziele der Patient:innen berücksichtigt, ist entscheidend für den erfolgreichen Umgang mit Abwehrmechanismen in der Therapie.

Abwehr und die therapeutische Beziehung

Die therapeutische Beziehung ist ein zentraler Manifestationsort von Abwehrmechanismen. Die besondere klinische, diagnostische und therapeutische Bedeutung der interpersonell-projektiven Abwehr bei der Behandlung von Patient:innen mit Persönlichkeitsstörungen ist im vorausgehenden Kapitel ausführlich beschrieben worden. Doch auch auf einer subtileren Ebene der therapeutischen Beziehung spielt die Abwehr immer wieder eine Rolle, und zwar in der Art und Weise, wie Therapeut:innen emotional auf ihre Patient:innen reagieren und ihnen gegenüber gestimmt sind. Dies wird insbesondere in den psychodynamischen Therapien methodisch genutzt. Um Abwehrprozesse in der therapeutischen Beziehung zu erleben, achtet der/die Therapeut:in auf Übertragung und Gegenübertragung. In der Übertragung projiziert der/die Patient:in frühere Beziehungserfahrungen, Wünsche, Ängste und Konflikte auf den/die Therapeut:in, wodurch die Abwehrmanöver in der therapeutischen Beziehung aktiviert werden. Zum Beispiel könnte ein Patient, der gewohnt ist, Kritik durch Verdrängung zu vermeiden, ähnliche Muster im Kontakt mit der Therapeutin zeigen, indem er unangenehmen Themen ausweicht. Die Art und Weise, wie diese Abwehrmechanismen auftreten, gibt Aufschluss über die unbewussten Konflikte und die Neurosenstruktur des Patienten.

Aufseiten der Therapeut:innen kann es durch die Gegenübertragung ebenfalls zu unbewussten Reaktionen kommen, die durch die Abwehrprozesse der Patient:innen ausgelöst werden und lesbar sind. Wenn beispielsweise eine Patientin durch Projektion Schuldgefühle auf den Therapeuten überträgt, kann dieser unbewusst das Gefühl übernehmen, tatsächlich etwas falsch gemacht zu haben. Solche Dynamiken bieten wertvolle Einblicke in die psychische Struktur der Patient:innen und die Beziehungsmuster, die ihre Konflikte prägen. In unserer Studie *Interplay of the unconscious – how inpatients' defense mechanisms are related to their therapists' countertransference reaction* (Caesar et al., 2025) untersuchten wir den Zusammenhang zwischen dominierend verwendeten Abwehrmechanismen bei psychiatrischen Patient:innen und der emotionalen Reaktion (Gegenübertragung) der Therapeut:innen auf emotionaler, kognitiver und verhaltensbasierter Ebene. Gefunden wurde, dass spezifische Abwehrmechanismen bei Patient:innen im signifikanten Zusammenhang mit bestimmten Gegenübertragungsreaktionen bei Therapeut:innen stehen (siehe Tabelle 7): Die Studie konnte zeigen, dass die Verwendung von Humor und Rationalisierung seitens der Patient:innen positive Gefühle bei den Therapeut:innen auslöst und Somatisierung in einem negativen Zusammenhang mit der erotischen Gegenübertragung steht, also signifikant

Tabelle 7: Signifikante Zusammenhänge zwischen Abwehr und Gegenübertragung (Caesar et al., 2025)

Abwehr bei Patient:innen	**Gegenübertragungserleben bei Therapeut:innen**
Humor	positiv, erotisch
Acting-out	feindlich/misshandelt
Spaltung	überfordert/orientierungslos, besonders/überinvolviert, feindlich/misshandelt
Somatisierung	unerotisch
Affektisolierung	überinvolviert

weniger Lust bereitet. Spaltung und Acting-out stehen im Zusammenhang mit Gefühlen von Hilflosigkeit, Überforderung, Überinvolvierung und erlebter Feindseligkeit bei den Therapeut:innen, und emotional stark abgespaltene Patient:innen lösen starkes emotionales Engagement und Involvierung bei den Therapeut:innen aus. Die Abwehrformation von Patient:innen hat demnach maßgeblich damit zu tun, wie Therapeut:innen affektiv auf ihre Patient:innen reagieren. Dies ist besonders relevant, da die therapeutische Beziehung eine zentrale, wenn nicht die wichtigste Komponente für eine erfolgreiche Psychotherapie ist (Del Re et al., 2012).

Die Bedeutung der Abwehr in der therapeutischen Beziehung wurde auch empirisch weiter untersucht. Mariagrazia Di Giuseppe et al. (2024) konnten beispielsweise anhand von Therapieprozessanalysen zeigen, dass Patient:innen sich in der Verwendung ihrer Abwehrmechanismen an die ihrer Therapeut:innen angleichen und so von einem maladaptiven Abwehrniveau zu einem adaptiven Abwehrlevel kommen, was sich wiederum als zentraler Moderator des Therapieerfolges erwiesen hat (de Roten et al., 2021; Euler et al., 2024).

Empirische Befunde zur Veränderbarkeit von Abwehr

Es war lange Zeit eine Frage, ob Abwehr an sich überhaupt veränderbar ist. Sowohl theoretische Konzepte von der Entwicklungsfähigkeit der Abwehr als auch empirische Studien zeigen, dass dies in jedem Fall möglich und sogar ein wichtiger Prädiktor einer erfolgreichen Therapie ist. Durch Bewusstmachung, die therapeutische Beziehung, Konfrontation, Neubewertung sowie das Erlernen adaptiver Bewältigungsstrategien können unbewusste Prozesse erkannt und modifiziert werden. Langfristige Veränderungen erfordern die Integration neuer Erfahrungen und die Stärkung des Selbst. Verschiedene Therapieansätze bieten spezifische Techniken und Rahmenwerke, um diese Veränderungen zu unterstützen und zu fördern.

Es gibt zahlreiche Studien, die zeigen, dass Abwehrmechanismen durch Psychotherapie veränderbar sind. Diese Forschungsergebnisse belegen, dass durch therapeutische Interventionen signifikante Veränderungen in der Verwendung von Abwehrmechanismen und in der psychischen Gesundheit der Patient:innen erzielt werden können. Einige zentrale Ergebnisse sollen im Folgenden kurz zusammengefasst werden:

George Vaillant (1992) führte als erster eine empirische Langzeitstudie durch, die die Veränderungen von Abwehrmechanismen über mehrere Jahrzehnte untersuchte. In seiner Studie zeigte er, dass sich Abwehrmechanismen im Laufe der Zeit und durch psychotherapeutische Interventionen von unreiferen zu reiferen Mechanismen entwickeln können. Patient:innen, die sich in psychotherapeutischer Behandlung befanden, zeigten eine Verschiebung von primitiven Abwehrmechanismen (wie Verleugnung und Projektion) hin zu reiferen Mechanismen (wie Humor und Sublimierung).

Phebe Cramer (2000) untersuchte die Veränderbarkeit von Abwehrmechanismen bei Jugendlichen. Die Studie verwendete projektive Tests, um die Abwehrmechanismen vor und nach der Psychotherapie zu bewerten. Sie fand heraus, dass therapeutische Interventionen bei Jugendlichen zu einer signifikanten Reduktion unreifer Abwehrmechanismen wie Verleugnung und Projektion führten und reifere Abwehrmechanismen wie Rationalisierung zunahmen.

John C. Bond und Christopher Perry (2004) untersuchten die Veränderung von Abwehrmechanismen durch psychodynamische Therapie. Die Studie verwendete den Defense Style Questionnaire (DSQ), um die Veränderungen in den Abwehrmechanismen von Patient:innen während und nach der Therapie zu messen, und fand signifikante Veränderungen in der Verwendung von Abwehrmechanismen: Patient:innen zeigten auch hier nach der Therapie eine Reduktion unreifer Abwehrmechanismen und eine Zunahme reiferer Mechanismen. Anknüpfend daran führten Perry und Bond (2012) eine Meta-Analyse durch, um die Effekte psychodynamischer Therapie auf Abwehrmechanismen zu untersuchen. Diese Meta-Analyse umfasste mehrere Studien, die ebenfalls die Veränderungen von Abwehrmechanismen vor und nach der psychodynamischen Therapie bewerteten. Die Ergebnisse belegten, dass psychodynamische Therapie signifikante Verbesserungen in der Veränderung von Abwehrmechanismen bewirkte, und zwar wieder in dem Sinn, dass unreife Mechanismen ab-, reifere Mechanismen zunahmen.

John F. Clarkin et al. (2007) untersuchten die Wirksamkeit der Übertragungsfokussierten Psychotherapie (TFP) bei Patient:innen mit Borderline-Persönlichkeitsstörung. Die Studie verglich die TFP mit der Dialektisch-Behavioralen Therapie (DBT) und der Mentalisierungsbasierten Therapie (MBT). Patient:innen, die eine TFP erhielten, zeigten signifikante Verbesserungen in der Verwendung von Abwehrmechanismen im Vergleich zu den anderen Therapieformen. Abermals war das Ergebnis, dass eine Abnahme primitiver Abwehrmechanismen und eine Zunahme reiferer Abwehrmechanismen feststellbar war.

Auch gibt es Studien zu unterschiedlichen Therapiesettings, in denen sich Abwehr als veränderbar erwies. Kramer et al. (2010) zeigten beispielsweise, dass die Veränderung der Abwehr hin zur Verwendung adaptiverer Mechanismen bereits bei einer psychodynamischen Kurzzeittherapie bei Anpassungsstörungen gelingen kann. Sebastian Euler et al. (2019, 2024) zeigten, dass sich Abwehrmechanismen auch in verhaltenstherapeutischen Therapien (hier: Dialektisch-Behaviorale Therapie) signifikant verbessern. Andere Studien ergaben, dass sich Abwehr auch in Gruppentherapien verbessern kann (Heldt et al., 2007; Hill et al., 2015) und auch im stationären Setting im Zusammenhang mit der Gruppenkohäsion wirksam ist (Grabhorn et al., 2002).

Schließlich gibt es eine Reihe von Studien, die zeigen konnten, dass die Veränderung der Abwehr auch bei neurotischen Störungen, beispielsweise bei Zwangsstörungen (Albucher et al., 1998), Angststörungen (Babl et al., 2019), Essstörungen (Geiser et al., 2003) und Somatisierungsstörungen (Hyphantis et al., 2010) oder Depression (de Roten et al., 2021) einen moderierenden Effekt auf den Therapieerfolg hat.

Diese exemplarisch ausgewählten Studien zeigen also, dass Abwehrmechanismen durch Psychotherapie veränderbar sind. Diese Veränderungen umfassen typischerweise eine Reduktion unreifer Mechanismen und eine Zunahme reiferer Mechanismen, was mit Verbesserungen in der psychischen Gesundheit und der Anpassungsfähigkeit der Patient:innen einhergeht. Bei Persönlichkeitsstörungen konnte dies insbesondere für die Übertragungsfokussierte Therapie bestätigt werden (Clarkin et al., 2007).

Widerstand

»Der Widerstand ist die Fähigkeit des Patienten, das, was er zu wissen und erfahren vermag, zu entziehen, indem er die Assoziationen, die den Widerstand verursachen, abbricht oder unterdrückt. Er ist die Abwehr des Patienten gegen das, was ihm bewusst gemacht werden soll, und ist sozusagen das unbewusste Einverständnis, eine frühere Verdrängung und Abwehr aufrechtzuerhalten« (Freud, 1914).

Während Abwehr verstanden wird als »Prozesse, die gegen Schmerz, Gefahr, negative Affekte schützen und die Affekte so herunterregulieren, dass sie für das Individuum handhabbar werden, verteidigt [der Widerstand] dagegen die Neurose, das Alte, das Infantile, das Vertraute gegen die Aufdeckung und Veränderung« (Seiffge-Krenke, 2017, S. 16). Widerstand kann in der Therapie in unterschiedlichen Formen auftreten, beispielsweise in dem Beharren auf Erinnerungslücken, Vermeidung von Themen, Schweigen, Stundenausfall oder intentionaler Affektunterdrückung (ebd.). Widerstand intendiert, den Ist-Zustand aufrecht zu erhalten, was sich auf das angestrebte Selbstkonzept oder bestimmte Beziehungen beziehen kann. Die Verweigerung von Veränderung ist oftmals in der Angst vor Identitätsverlust begründet, doch auch Angst vor Kontrollverlust, überflutenden Gefühlen, Scham und Näheängste können Widerstand mobilisieren. Die Grenze zwischen Abwehr und Widerstand ist manchmal fließend: Ausgeprägte Abwehrmanöver können zum Widerstand werden, doch ist der Widerstand in der Regel grundlegender und die Gesamtheit der Person betreffend.

Sigmund Freud (1926) unterscheidet zwischen fünf Formen des Widerstandes entlang der drei Instanzen, wobei er einen Widerstand dem *Es* zuordnet, einen dem *Über-Ich* und drei dem *Ich*, in dem auch die Abwehrleistung angesiedelt ist. Der *Widerstand des Es* beschreibt den Widerholungszwang (des libidinösen Drängens) hin zum beständigen Verstricken in neurotische Konflikte. Der *Widerstand des Über-Ichs* umfasst Stagnation aus Schuldgefühlen (z.B. aufgrund der neurotischen Annahme, die Gesundung nicht verdient zu haben). Die *Widerstände des Ichs* unterteilt Freud in den *Verdrängungswiderstand*, der die Schutzhandlungen des Ichs vor schmerzhafter Auseinandersetzung beschreibt, den *Übertragungswiderstand*, der sich auf unterschiedliche Aspekte in der Vermeidung der schmerzhaften neurotischen Übertragungsbeziehung bezieht, und den *Widerstand aus Krankheitsgewinn*, der sich auf das Verhaften in der Krankenrolle oder die Vorteile der neurotischen Position bezieht, deren Überwindung ein Verlust bedeuten würde (Seiffge-Krenke, 2017). Zum Übertragungswiderstand kann es kommen, indem sich das Bewusstsein des/der Patient:in dagegen wehrt, sich auf die Übertragung einzulassen, sie verstehen zu wollen oder sich aus ihr lösen zu wollen (aufgrund des dahinterstehenden (meist unbewussten) Wunsches, den/die Therapeut:in in der Übertragungsrolle zu lassen, auch wenn es dem Fortschritt dienlich wäre, dies zu überwinden, z. B. bei der Abschiedsgestaltung).

In kontemporären Beschäftigungen mit dem Widerstand können ergänzend weitere Perspektiven angewandt werden, die ein differenziertes Verständnis dieses diffizilen Phänomens beschreiben. Konsensuell wird die aggressive und damit potente Kraft des Widerstandes beschrieben, die sich gegen die wahrgenommene Bedrohung (z. B. ein Thema oder auch den/die Therapeut:in selbst) richtet und diese hemmen, entwaffnen, verblinden und unschädlich machen soll. Auch die Form der Blockade ist dabei relevant, um sie verstehen zu können, da sich der Widerstand auf unterschiedliche Weise manifestieren kann. Eine gängige Unterscheidung wird zwischen overtem (konfrontativem) und verdecktem (rückzügigem) Widerstand getroffen.

Konfrontations- und Rückzugsrupturen

Das Widerstandsgeschehen kann sich auf unterschiedliche Weise manifestieren. Denkt man zuerst an die offensichtlichen Verhaltensweisen wie Abbruch der Therapie oder Verweigerung des Gesprächs, spricht man im Kontext der Alliance Focused Therapy (Safran et al., 2011) von einer Konfrontationsruptur. Konfrontationsrupturen beziehen sich auf aktive Verweigerungen und Blockaden, die den/die Therapeut:in zur Auseinandersetzung zwingen. Diese können eindringlich und heftig ausfallen, sind jedoch meist leicht zu erkennen.

Schwieriger und weniger offensichtlich ist ein Widerstand, der sich im Sinne einer Rückzugsruptur äußert: Hier zieht sich der/die Patient:in passiv aus dem therapeutischen Geschehen zurück, indem er/sie beispielsweise nur noch irrelevante Themen in die Therapie einbringt oder allen Interventionen des/der Therapeut:in beipflichtet. Auch eine eindringliche Idealisierung kann eine Rückzugsruptur sein.

Das Wesen der Rückzugsruptur ist, dass der/die Patient:in das Eigene zunehmend aus der Therapie heraushält. Meist liegt dem das subjektive Gefühl zugrunde, dass dafür in der Therapie kein Platz ist oder dass der/die Therapeut:in einen Angriff auf elementare Teile der Identität oder das Wertesystem des/der Patient:in vornimmt, der/die Patient:in somit keine Möglichkeit sieht, eine eigene Position aufrechtzuerhalten. Anders als die Konfrontationsrupturen führen die Rückzugsrupturen nicht zwangsläufig zum Therapieende. Über den »leisen Rückzug« können solche Therapien noch über Jahre aufrechterhalten werden, ein weiterer Fortschritt ist dann jedoch nicht mehr zu erwarten.

Regression versus Progression

Ein therapeutisches Ziel in den psychodynamischen Therapien ist die Regression im Dienste des Ichs mit dem Ziel, eine Progression zu ermöglichen. Patient:innen müssen sich ein Stück weit auf eine begrenzte Regression einlassen können, damit erwachsene Übersteuerung gelockert werden kann und kindliche Anteile zum Vorschein kommen. Regression und Progression können jedoch in sich auch Abwehrfunktion bis hin zum Widerstand annehmen: Regrediert ein:e Patient:in beispielsweise derartig intensiv, indem er/sie sich ungebremst in die kindliche Position fallen lässt und in der Rolle des hilflosen Kindes verharrt, können Entwicklungsschritte verunmöglicht werden. So gibt es Patient:innen, die in Therapien immer weiter in die Vergangenheit eindringen und sich immer stärker in Erinnerungen aus dem negativen Konfliktfeld ergehen wollen, wodurch die Therapie zunehmend zurückgerichtet im Re-Erleben verläuft, ohne ein Veränderungsziel zu verfolgen. Ein Beispiel sind Patient:innen, die immer wieder schon längst durchgearbeitete Themen aus der Mutterbeziehung perpetuieren möchten, anstatt sich mit den Aktualkonflikten in der Partnerschaft oder am Arbeitsplatz zu beschäftigen. So verhindert die Regression die Progression und ist in dem Sinne als Therapiewiderstand zu verstehen, der von Therapeut:innen als solcher gedeutet werden sollte.

Ein anderes Beispiel wäre eine Patientin, die in der Therapie in Kontakt mit lange abgewehrten Versorgungswünschen und Sehnsüchten nach mütterlicher Zuwendung sucht. Anstatt ihren ursprünglich formulierten Wunsch nach einer erwachsenen Partnerschaft anzugehen und sich mit der damit verbundene Selbstwertthematik auseinanderzusetzen, sucht sich die Patientin im Verlauf nur noch Beziehungen und Lebensumfelder, in denen sie Versorgung und Zuwendung gemäß ihren kindlichen Wünschen erhält. Was zunächst nach einem wichtigen Nachholen lange abgewehrter Bedürfnisse wirkt, entpuppt sich im Verlauf als ein Verhaften in der regressiven Position zur Vermeidung beängstigender Realitäten und der Möglichkeit, sich als erwachsene Person zu entwickeln.

Andersherum kann aber auch eine vorschnelle Progression die Angst vor der Regression abwehren und so zum Therapiewiderstand werden. Patient:innen, die sehr bemüht sind, Fortschritte zu machen und Veränderungen auf der Verhaltensebene schneller umsetzen, als der innere Prozess es eingeleitet hätte, drohen, eine vertiefte und damit wirksame Veränderung zu vermeiden. Ein Beispiel wäre eine Patientin, die sich in der Therapie mit ihrem Partnerschaftskonflikt auseinandersetzen will. Als es dazu kommt, eigene Anteile und mögliche darunterliegende Verletzlichkeiten anzuschauen, trennt sich die Patientin vom Partner und verkündet in der Therapie voller Zufriedenheit, dass sie sich nun endlich freier fühle und merke, dass sie selbstsicher und autonom sei und außerdem der Therapeutin sehr dankbar für die hilfreichen Interventionen. So dient der progressiv scheinende Schritt eigentlich der Vermeidung der vertieften Auseinandersetzung mit den abgewehrten Themen und Motiven.

Auch Verhaltenstherapien laufen hier Gefahr, diesen Entwicklungswiderstand von Patient:innen aktiv zu fördern: Patient:innen, die komplexe Modelle auswendig lernen und in ihre Sprache adaptieren, Schemata ausfüllen, »Hausaufgaben« machen und zur kognitiven Hochform auflaufen, lösen bei ihren

Verhaltenstherapeut:innen oft große Befriedigung, Bestätigung und Fantasien eines Therapieerfolgs aus. Unentdeckt bzw. unbewusst reinszeniert bleibt hierbei jedoch vielleicht der darunterliegende Beziehungswunsch des/der Patient:in, der/die sich ungeheuer anstrengt, um seinem/seiner Therapeut:in zu gefallen, und damit möglicherweise ein narzisstisches Drama wiedererlebt, das ursprünglich Auslöser seines narzisstischen Grundkonflikts war. Hier täuscht die kognitive Entwicklung des/der Patient:in über eine darunterliegende Verhaftung in regressiven Beziehungsmodi hinweg und der vermeintliche schnelle Erfolg wird nicht über das Ende der therapeutischen Realbeziehung hinaus vorhalten. Diese versteckten Vermeidungstechniken kommen in Therapien vielfach vor und können vermeintlichen Fortschritt vortäuschen, um eine tatsächliche Auseinandersetzung zu blockieren.

Widerstand bei Therapeut:innen

Der Gegenübertragungswiderstand

Aufseiten der Therapeut:innen kann es zu Gegenübertragungswiderstand kommen, wenn sich Abwehr von Therapeut:in und Patient:in ungünstig verschränken und Therapeut:innen ihre emotionalen Reaktionen nicht mehr bewusst als ihnen zugehörig verstehen und damit therapeutisch zur Verfügung stellen können. So kann der Gegenübertragungswiderstand auch zum »blinden Fleck« in einer Behandlung werden und auf Seite der Therapeut:innen dem Fortschritt im Wege stehen. Heinrich Racker (1968) schreibt, dass der Gegenübertragungswiderstand dann entsteht, wenn Therapeut:innen versäumen, ihre eigenen emotionalen Reaktionen zu reflektieren. Dies beeinflusst die Objektivität und stört den therapeutischen Prozess, da die Gegenübertragung agiert und nicht therapeutisch genutzt wird. Ein Beispiel für einen Gegenübertragungswiderstand ist eine Therapeutin, die immer wieder zurückweisend auf die Bindungsbedürfnisse ihrer Patientin reagiert, nachdem diese immer wieder verzweifelt offenbart und insistiert, sich ganz klein, bedürftig und sehnsüchtig zu fühlen. Anstatt dies in der Übertragung wirksam werden zu lassen, nimmt die Therapeutin die Übertragung nicht an (vielleicht aus eigenem Unbehagen mit Nähe und Bindung oder einer Angst vor den potenziell überflutenden Nähewünschen der Patientin) und erwidert immer wieder normalisierend, dass das ein normaler Prozess sei und sie die Patientin als gar nicht so abhängig erleben würde.

Ein besonders herausforderndes Feld ist dabei die Arbeit mit Patient:innen mit Persönlichkeitsstörungen, da diese aufgrund ihrer interpersonell gestalteten Abwehrformation ihre Therapeut:innen immer wieder in sehr unangenehme Übertragungsdyaden bringen. Insbesondere durch den Mechanismus der Projektiven Identifizierung wird der unangenehme Affekt aus dem Ich der Patient:innen herausprojiziert und in die Therapeut:innen hineingelegt. Um mit dem Übertragungsgeschehen arbeiten zu können, setzt es hier eine bewusste Bereitschaft zur geleiteten Verstrickung aufseiten der Therapeut:innen voraus, die die Übertragung (innerlich) annehmen müssen, um dann die Projektion verstehen und deuten zu können. In diesem oft auch stark aggressiv aufgeladenen Übertragungsraum sehen sich Therapeut:innen teilweise mit schwerwiegenden Übertragungsgefühlen konfrontiert (z. B. Insuffizienzerleben oder Grandiosität, sexuelles Begehren, Ohnmacht, Paranoia, Leere und Lähmung oder auch Hass und Aggression; nach: Schneider-Heine & Kampe, 2025). Es ist nachvollziehbar, dass es hier auch aufseiten der Therapeut:innen zum Widerstand kommt, diese Übertragung anzunehmen, und dass sie sich (unbewusst) entgegengesetzt verhalten (also z. B. im Sinne einer Reaktionsbildung bei starker aggressiver Aufladung besonders nett reagieren, sich in Machtkämpfe verstricken, weil sie die Entwertung abwehren müssen oder eine sexuelle Anziehung durch betonte Unlust und Weglenkung des Gesprächs verleugnen). Es kann also passieren, dass Therapeut:innen zum eigenen Schutz in eine (unbewusste) Abwehrhaltung geraten, um die projizierten Affekte und Fantasien nicht ertragen zu müssen. Dann können allerdings die hinter der Entwertung, Sexualisierung und Wut liegenden, abgewehrten Nähewünsche nicht erkannt werden und der/die Therapeut:in läuft außerdem Gefahr, mit Gegenaggression (Entwertung, Zurückweisung, Invalidierung) zu reagieren, was zu Verstrickung und tiefem, wechselseitigem Missverstehen und manchmal unauflösbaren Konflikten führt. Eine weitere Konstellation wäre, dass Therapeut:innen eine konstruktive Kritik seitens der Patient:innen nicht angemessen aufnehmen können, weil dies die eigene idealisierte Position gefährden würde, auf die der/die Therapeut:in aufgrund einer eigenen Selbstwertvulnerabilität aber angewiesen ist. Ein Resultat eines Gegenübertragungswiderstandes kann auch sein, dass Therapeut:innen eigene Anteile an schwierigen Situationen verleugnen müssen und jegliches Konfliktpotenzial der Pathologie der Patient:innen zuschreiben (Schneider-Heine & Kampe, 2025).

In solchen Fällen bedarf es in der Regel der Triangulierung mittels Supervision, um solche Prozesse zu erkennen und sich aus ihnen lösen zu können. Nur so können Therapeut:innen wieder fähig werden, Eigenes von den Anteilen der Patient:innen zu trennen und ihnen das hilfreiche Potenzial dieser dyadischen Verstrickung und das dabei wirksame unbewusste Material zur Verfügung zu stellen. Die Bereitschaft zur inneren Beweglichkeit, aber auch zum Kennenlernen eigener Vulnerabilitäten auf Therapeut:innenseite ist dabei ein zentrales und unumgängliches Element.

Gegenübertragungswiderstand: Die versorgende Psychotherapeutin

In einer videobasierten Supervision zeigt sich folgende Szene: Eine junge Borderlinepatientin sitzt mit verschränkten Armen im Stuhl, schaut fixiert an der Therapeutin vorbei und antwortet – wenn überhaupt – einsilbig und schwer verständlich. Die vielfachen und ausgesprochen bemühten Fragen der Therapeutin straft sie mit erbittertem Schweigen und demonstrativer Abwendung. Die Therapeutin wiederum sitzt vorne im Video, in Richtung der Patientin gelehnt, auf der Stuhlkante. Sie lächelt freundlich, fragt interessiert nach und zeigt sich ausgesprochen interessiert am Leben der Patientin.

Auf die Frage der Supervisorin, wie die Therapeutin diese Szene erlebt habe, sagt diese: »Ich glaube, die Patientin empfindet sehr viel Scham und Unsicherheit, daher möchte ich es ihr leichter machen und ihr zeigen, dass ich mich um sie bemühe. Ich denke, die Patientin hat sich wirklich schon gut entwickelt und braucht jetzt umso mehr Rückversicherung!«

Die Supervisorin hat jedoch einen anderen Eindruck: Sie erlebt die Patientin als aggressiv, wütend und verweigernd und voller Ablehnung der Therapeutin gegenüber. Die Therapeutin erlebt sie dabei verleugnend, als wolle sie diese negative und ablehnende Rollenzuweisung der Patientin auf keinen Fall annehmen und stattdessen einen Gegenübertragungswiderstand aufbauen, indem sie sich verhält, als sei sie die gute, versorgende Therapeutin, die gerade besonders von der Patientin gebraucht wird. Die Supervisorin vermutet, dass die Therapeutin eigene Schwierigkeiten hat, mit der Kränkung der Ablehnung der Patientin umzugehen, da dies vielleicht eigene narzisstische Ängste triggert, die sie folglich abwehren muss. Die daraus resultierende Pattsituation ist für die Patientin eine Invalidierung ihres offensichtlichen Affekts, was die durch den Gegenübertragungswiderstand ausgelöste Stagnation nur weiterbefördert.

Durch ihre eigene abwehrbedingte Blockade verhindert die Therapeutin folglich die produktive Aufnahme des Affekts der Patientin und das Auflebenlassen der Rollenzuweisung in der therapeutischen Dyade. Die Patientin wird an dieser Stelle nur weiterkommen, wenn die Therapeutin zur eigenen Entwicklung und Einsicht bereit ist und es schafft, ihren eigenen Widerstand zu überwinden. Nur dann können sich die abgewehrten Affekte manifestieren und die Selbst- und Objektrepräsentanzen (in diesem Fall vermutlich: verachtendes Elternteil und entwertetes und beschämtes Kind) zur Durcharbeitung zugänglich werden.

Widerstand durch therapeutische Fehler

Neben dem Gegenübertragungswiderstand spielen auf Therapeut:innenseite Unstimmigkeiten bis hin zu Behandlungsfehlern eine Rolle, die zu einer (nachvollziehbaren) Widerstandsreaktion bei Patient:innen führen können. Beispiele für Behinderungen auf Therapeut:innenseite sind eine schlechte Passung, das rigide Verhaften von Therapeut:innen an einer bestimmten Methode, Deutung oder Intervention, die Überforderung bei zu wenig Rücksicht auf die regressiven Bedürfnisse der Patient:innen oder wenn eine Persönlichkeitsstörung übersehen wurde und der/die Patient:in strukturell überschätzt wurde. Patient:innen gehen in den Widerstand, wenn sie sich mit ihren Bedürfnissen und in ihrer Eigenheit nicht gehört fühlen. Ein zu stereotypes, beispielsweise manualisiertes Vorgehen mit zu wenig persönlichem Bezug kann das Erleben, nicht vom Therapeuten verstanden zu werden, forcieren und alte Gefühle mobilisieren, die sich dann dem weiteren Prozess (zu Recht!) verweigern. Es ist folglich elementar, dass Therapeut:innen sich vor Augen halten, dass auch solche Fehler ihrerseits zu Widerstand bei Patient:innen führen können. Doch auch der Umgang mit dem Widerstand ist nicht unabhängig von der Therapeut:innenpersönlichkeit zu verstehen: So liegt es manchen Therapeut:innen mehr und manchen weniger, in diesen spannungsgeladenen Interaktionen zu navigieren, maßgeblich bedingt durch die eigene neurotische Struktur. Karl König (1995) beschreibt, dass insbesondere Therapeut:innen mit depressiver und ängstlicher neurotischer Struktur persönliche Hemmnisse im Umgang mit dem Widerstand verspüren und daher häufiger in Verstrickung geraten oder den Widerstand ignorieren auf Kosten des Prozesses der Therapie.

In jedem Fall ist es hilfreich, Widerstand als eine Blockade im therapeutischen Prozess zu verstehen, die gemeinsam zwischen Therapeut:in und Patient:in produziert wird und niemals nur auf Patient:innenseite stattfindet. Widerstand hat immer auch eine beziehungsregulierende Funktion und wäre verkürzt verstanden, wenn er nur bezüglich der Vermeidung eines bestimmten Themas interpretiert würde. Wolfgang Wöller (2022) weist außerdem darauf hin, dass ein Widerstand auch eine fortschrittliche Leistung sein kann, z. B. bei einem Patienten, der sich nie getraut hat, seinen Eltern mal zu widersprechen. Ein Widerstand in der therapeutischen Beziehung könnte hier auch eine Weiterentwicklung aus diesem ungelösten Unterwerfungskonflikt sein.

Therapeutischer Umgang mit dem Widerstand

Prinzipiell ist die Voraussetzung für eine erfolgreiche Arbeit mit dem Widerstand dessen Verständnis als Schutzleistung der Neurose, der wir stets mit einem wohlwollenden und verständnisorientierten Blick begegnen sollten. Das therapeutische Interesse sollte vorrangig dem gemeinsamen Erkunden des Widerstandes (statt dessen Abschaffung) gelten, da hierin ein Reichtum an Erkenntnis und Veränderungspotenzial liegt. Zentral ist, den sich eh zu diesem Zeitpunkt bereits als bedroht erlebenden Patienten nicht noch weiter in seiner Autonomie zu beschneiden, indem der Widerstand autoritär unterbunden oder forsch gedeutet wird, da dies in der Regel zu einer Verschärfung führt. Das gemeinsame Anerkennen des Widerstandes ist meist der erste Zugang zu der darunterliegenden Angst und kann nur geschehen, wenn dieser als hinweisgebende Brücke verstanden werden kann, die dem Patienten Lust macht, einen Schritt weiterzugehen. Agnes Schneider-Heine (Schneider-Heine & Kampe, 2025) empfiehlt daher ein schrittweises Vorgehen, indem die Beschäftigung mit der Abwehr und dem Widerstand stets den abgewehrten Inhalten vorausgehen sollte: Erst nachdem Einigkeit über die mobilisierte Abwehr hergestellt ist, kann diese in ihrer Gänze und Funktionalität besprochen werden, um danach dahin zu schauen, wovor sie eigentlich schützen soll bzw. wo sie etwas beschützen möchte. Erst in einem letzten Schritt kann die Deutung erfolgen, die ein interpretatives Verständnis anbietet, *warum* das Abgewehrte so bedrohlich ist (die neurotische Angst). Auch hat sich im Umgang mit dem Widerstand ein aktives Therapeut:innenverhalten bewährt, das anteilig supportive Elemente beinhalten kann (Rudolf, 2004) und diesem statt mit analytischem Schweigen eher mit dem *»Prinzip Antwort«* (Heigl-Evers & Heigl, 1988) begegnen sollte.

Wie man mit dem Widerstand jedoch im Einzelfall therapeutisch umgeht, hängt von der individuellen Bedeutung und Schädlichkeit ab. So sollte ein ausagierter, die Therapie aktiv bedrohender Widerstand (z. B. wiederholtes Absagen etc.) aktiv als solcher angesprochen werden und seine Überwindung eine Voraussetzung für das Fortsetzen der Therapie sein. Etwas weniger gefährdend, aber auch von hoher Priorität, ist, wenn sich der Widerstand auf die therapeutische Arbeitsbeziehung richtet, weil die Übertragungsneurose stark negativ und unaufgelöst ist. Hier sollte ein empfänglicher und empathischer Raum aufgemacht werden, indem der/die Therapeut:in sein/ihr Bemühen daransetzt, das Beziehungsgeschehen und die darin manifest gewordenen Ängste oder Aggressionen in den besprechbaren Raum zu holen und den/

die Patient:in einzuladen, diesen Raum zu explorieren. Zuletzt gibt es themenbezogene Widerstände, die nicht per se therapiegefährdend sind, aber den Fortschritt behindern, sodass auch hier behutsam die dahinterstehende Angst verstanden werden muss (Wöller, 2022). Der interaktionelle Moment des Widerstandes, die Notwendigkeit des Verstehens seiner Bedeutung und die Bereitschaft zur Triangulierung sind wesentliche Elemente im Prozess von dessen Überwindung, die ein zentraler, wenn nicht vielleicht sogar der entscheidendste Moment einer Therapie ist: Kontemporäre Therapieprozessforschung konnte mehrfach zeigen, dass weniger das Ausbleiben von Rupturen im Prozess als vielmehr ihre erfolgreiche Überwindung einen Transformationsprozess vorhersagt und den Therapieerfolg maßgeblich bedingt.

Einfluss der Abwehrmechanismen von Therapeut:innen auf die Therapie

Die Beschäftigung mit Determinanten im Psychotherapieprozess konzentriert sich zu einem großen Teil auf Variablen auf Patient:innenseite. In den letzten Jahren hat sich jedoch insbesondere in der empirischen Psychotherapieforschung die Untersuchung der therapeutischen Beziehung und damit auch der Therapeut:innenpersönlichkeit als relevant und einflussreich gezeigt. Und auch die Ausführungen zum Gegenübertragungswiderstand bezeugen die Relevanz der Therapeut:innenvariable im interpersonellen Abwehrgeschehen. Denn: Abwehr bedingt die inneren und äußeren Möglichkeiten, mit unguten Gefühlen umzugehen, und das natürlich nicht nur bei den Patient:innen. Von Therapeut:innen wird erwartet, dass diese per se oder spätestens im Laufe ihrer Ausbildung die Fähigkeit mitbringen, eigene Anteile zu reflektieren, anstatt sie auszuagieren. Es herrscht die Überzeugung, dass es im therapeutischen Raum primär um die Anliegen, Gefühle und Übertragungen der Patient:innen gehen sollte, doch ist das in einem derart aufgeladenen interpersonellen Raum wirklich möglich?

Insbesondere die psychodynamischen Schulen nutzen die Therapeut:innenperson als Resonanzkörper für unbewusste Prozesse und bedienen sich insbesondere des Übertragungsphänomens, um Rückschlüsse auf Konflikte, Affekte oder Abwehrmechanismen bei Patient:innen zu ziehen. Dies setzt voraus, dass Therapeut:innen in der Lage sind, sich wie ein »unbeschriebenes Blatt« zur Verfügung zu stellen oder sich zumindest derartig gut zu reflektieren, dass sie die Vermischung mit eigenen Anteilen stets wahrnehmen, reflektieren und selektiv-authentisch einbringen. Diese Haltung zur therapeutischen Rolle war lange vorherrschend in theoretischen Konzeptualisierungen und idealtypischen Rollenbeschreibungen, doch hat sich dies in den letzten Jahren gravierend verändert.

Durch Prozesse wie Selbsterfahrung, Supervision und Theoriewissen werden diese Fähigkeiten auf Therapeut:innenseite intensiv geschult, sodass die langwierige und kostenaufwendige Psychotherapieausbildung für die oben beschriebenen Ansprüche ein umfangreiches Fundament bietet. Doch ist diese neutrale, reflektierte therapeutische Grundhaltung für jede:n erlernbar? Und hält sie auch unter Stress an, zum Beispiel wenn ein:e Therapeut:in emotional angegriffen, gekränkt oder beschuldigt wird und dessen/deren eigene Abwehr zutage tritt? Es scheint mir von unabdingbarer Bedeutung, das Kapitel zu Abwehr und Psychotherapie mit ein paar Reflexionen zur Bedeutung von Abwehr im therapeutischen Raum auf Therapeut:innenseite zu reflektieren.

In einer großen Studie zur therapeutischen Abwehr, Gegenübertragung und der therapeutischen Beziehung zeigten Jeffrey A. Hayes et al. (2011), dass Therapeut:innen, die sich ihrer eigenen Abwehrmechanismen und Gegenübertragungsreaktionen bewusst sind, besser in der Lage sind, eine stabile und effektive therapeutische Beziehung aufzubauen, als andere. Therapeut:innen, die ihre eigenen Abwehrmechanismen nicht erkennen, neigen dazu, unbewusste Reaktionen auf Patient:innen zu zeigen, die die Therapie negativ beeinflussen können. Die Bewusstheit eigener Abwehrmechanismen ermöglicht Therapeut:innen, ihre Gegenübertragungsreaktionen zu regulieren und den Patient:innen klarer und objektiver zu begegnen. Es scheinen also insbesondere die Einsichts- und Mentalisierungsfähigkeiten zu sein, die den Einfluss der therapeutischen Abwehr auf den Therapieprozess bedingen.

Auch James Fauth und Elizabeth Williams (2005) fanden heraus, dass Therapeut:innen, die ein höheres Maß an Selbsterkenntnis und emotionaler Achtsamkeit besitzen, effektivere therapeutische Ergebnisse erzielen. Sie können die Therapieprozesse besser steuern und dadurch eine tiefere therapeutische Arbeit mit ihren Patient:innen fördern. Diese zentralen Befunde werden von Charles J. Gelso (2007) bestätigt. Sie zeigten, dass jene Therapeut:innen, die ihre Gegenübertragungsreaktionen und die damit verbundenen Abwehrmechanismen gut und auf bewusstem Niveau einsetzen und regulieren konnten, besser in der Lage waren, die Abwehrmechanismen ihrer Patient:innen zu erkennen und zu bearbeiten. Auch ihre Schlussfolgerung ist, dass die Fähigkeit der Therapeut:innen, ihre eigenen inneren Erfahrungen und Abwehrmechanismen zu strukturieren, entscheidend für den erfolgreichen Umgang mit den Abwehrmechanismen der Patient:innen ist.

Shanafelt et al. (2015) fanden außerdem heraus, dass Therapeut:innen, die tendenziell unreife Abwehrmechanismen einsetzen, ein höheres Risiko für ein Burn-out haben. Unreife Abwehrmechanismen erschweren den Umgang mit beruflichem Stress und emotionalen Anforderungen während der Therapie. Darüber hinaus konnte gezeigt werden, dass Therapeut:innen, die ihre eigenen Abwehrmechanismen nicht erkennen, dazu neigen, diese unbewusst auf den therapeutischen Prozess zu übertragen. Dies kann zu verzerrten Interpretationen und Reaktionen führen, die den therapeutischen Fortschritt behindern. Auch Katie Aafjes-Van Doorn und Kolleg:innen (2021) fanden, dass Therapeut:innen, die weniger reife Abwehrmechanismen und vermehrt neurotische und unreife Abwehrmechanismen einsetzen, höhere Ausprägungen von sekundärer Traumatisierung und professionellem Selbstzweifel aufwiesen als diejenigen, die vorrangig adaptive Mechanismen verwendeten. Die Reife der Abwehr bedingt folglich auch, wie gut geschützt Therapeut:innen gegenüber den traumatischen Inhalten ihrer Patient:innen aufgestellt sind und wie selbstwirksam sie sich in ihrer therapeutischen Rolle erleben.

Die Bedeutung der Abwehr bei Therapeut:innen wird schließlich auch in Studien zu dem abwehrnahen Konstrukt der Bindungsfähigkeit untermauert: Lange Zeit nahm man an, dass Therapeut:innen mit sicherer Bindung den besten Therapieerfolg vorzuweisen hätten. In mittlerweile existierenden differenzierteren Analysen konnte man jedoch feststellen, dass es insbesondere die Passung zwischen den Bindungsstilen von Therapeut:innen und Patient:innen ist, die den Therapieerfolg ausmacht, und dieser signifikant von der therapeutischen Mentalisierungsfähigkeit moderiert wird. Mit anderen Worten: Ein unsicher-vermeidender Therapeut kann unter Umständen die vermeidende Abwehr einer unsicheren Patientin besser verstehen als ein sicher gebundener Therapeut, weil er einen inneren Bezug zu den Bindungsängsten seiner Patientin herstellen kann. Entscheidend ist, dass er seine eigenen Unsicherheiten und Neigungen zur vermeidenden Abwehr bereits reflektiert hat und damit der Patientin weder agierend noch affirmierend in ihrer Abwehr begegnet. So ist ein vertieftes Verstehen und Mentalisieren möglich, was sich als überlegene Qualität im psychotherapeutischen Prozess erwiesen hat.

Es sind folglich nicht die Abwehrmechanismen per se, sondern ihr bewusster Umgang damit entscheidend für die Gestaltung und das Gelingen der Therapie. Helge Rønnestad und Nicholas Ladany (2006) unterstreichen in diesem Zusammenhang die Bedeutung regelmäßiger Supervision und Selbstreflexion für Therapeut:innen. Supervision hilft Therapeut:innen, ihre eigenen Abwehrneigungen und unbewussten Motive zu erkennen und deren Einfluss auf die Therapie zu minimieren. Regelmäßige Supervision und Selbsterfahrung fördern die therapeutische Kompetenz und unterstützen Therapeut:innen dabei, ihre eigenen Abwehrstrategien besser zu verstehen und zu strukturieren. Auch eine fortlaufende Aus- und Weiterbildung in diesen Bereichen ist entscheidend, um die therapeutische Praxis zu verbessern und die psychische Gesundheit der Therapeut:innen zu unterstützen (Norcross et al., 2011).

Doch nicht nur die Abwehrformation der Therapeut:innen, sondern auch ihre darunterliegenden (ungeklärten) neurotischen Konflikte und strukturellen Defizite können zur Mobilisierung ungünstiger Abwehrkonstellationen im therapeutischen Prozess führen. Im Folgenden sind ein paar Lebensthemen auf Therapeut:innenseite aufgeführt, die prädestiniert sind, mit dem ungestörten Fluss des therapeutischen Prozesses zu interferieren und gegebenenfalls wichtigen Entwicklungsschritten der Patient:innen im Wege stehen:

Selbstwertvulnerabilität

Wenn Therapeut:innen eigene narzisstische Selbstwertdefizite mitbringen, die sich beispielsweise in einer Angst vor Ablehnung oder Konflikten äußern, kann es sein, dass diese Therapeut:innen die *Idealisierung* ihrer Patient:innen für sich selbst benutzen und diese systematisch durch Affirmationen, durch kontinuierlich supportive Haltung oder Lob und Bestätigung aufrechterhalten. Der Wunsch nach einer guten Beziehung, in der der/die Therapeut:in der/die »Gute« sein kann, kann auch Mechanismen der Verleugnung von Beziehungskonflikten, Nichtansprechen und Reaktionsbildung (besonders nett sein, wenn eigentlich ein negativer Affekt im Raum ist) aktivieren. Das wiederum versperrt den Zugang zu Objektdyaden und negativen Emotionen im therapeutischen Raum nachhaltig (Pilkington et al., 2022).

Andersherum können sich ungeklärte narzisstische Defizite in Form von versteckten Neidthematiken äußern und zu Missgunst und Abwertung gegenüber den Patient:innen führen. Dies kann offensiv und konflikthaft in den therapeutischen Raum geraten oder durch subtile Zeichen wie das ständige Vergessen einer beneidenswerten Leistung des/der Patient:in etc. Die dadurch entstehende Entwertung der Patient:innen ist dann die projektive Abwehr des eigenen Neidaffekts der Therapeut:innen, was zu schweren Behandlungsfehlern und Konflikt, Widerstand oder Abbruch seitens der Patient:innen führen kann.

Angst vor Bindung, Nähe und Affekten

Therapeut:innen, denen starke Gefühle und nahe Beziehungen Unbehagen bereiten, werden auch im Therapieraum bewusst oder unbewusst viel dafür tun, dass diese unterdrückt werden oder nur kognitiv in Erscheinung treten. Dies kann sich darin äußern, dass Therapeut:innen in emotional aufgeladenen Momenten besonders schnell deuten oder eine Erklärung anbieten, ohne dem Moment des Affekterlebens und des containenden Mitfühlens genug Aufmerksamkeit zu geben. Diese kognitive Übersteuerung kann sich für Patien:innen wie eine Zurückweisung ihrer Verletzlichkeit anfühlen und zum Etablieren einer gemeinsamen Vermeidung von Emotionen durch beispielsweise wechselseitiges kognitives oder humorvolles Brillieren führen (siehe auch (Black et al., 2005; Thanbichler et al., 2021).

Die Therapie – auch wenn sie unter dem Deckmantel der Psychodynamik angesiedelt sein mag – bleibt dann eine rein kognitive, wenn diese gemeinsame Abwehr nicht als solche verstanden und überwunden werden kann. Der Affekt wird zunehmend isoliert und vermieden sowie durch Rationalisierung, Intellektualisierung und Humor *gemeinsam* abgewehrt. Gemischt mit einem Selbstwertdefizit auf Therapeut:innenseite kann es hier auch zu konstanten Überdeutungen kommen, die Affekte und eigene Erkenntnisleistungen der Patient:innen zunichte machen und meist in eine nicht erkannte Rückzugsruptur bei diesen münden, da die narzisstische Befriedigung des/der Therapeut:in im Vordergrund steht.

Untersteuerung

Wenn Therapeut:innen eine Neigung zu Impulsivität und reduzierter Handlungskontrolle haben, kann es unter Umständen zu *Acting-outs* kommen, bei denen Therapeut:innen unbewusste Handlungen vornehmen, die ihren abgewehrten Affekt katalysieren und keine therapeutische Intention mehr haben. Ein Beispiel wäre eine Therapeutin, die ein Neidgefühl auf ihre Patientin abwehrt und dabei unbewusst stets aus dem Fenster schaut, wenn die Patientin von ihrer neuen, aufregenden Partnerschaft berichtet. Ein anderes Beispiel ist ein ständiges Zuspätkommen der Therapeutin, die einen Patienten behandelt, der ihr Angst macht. Solche Acting-outs können dann nutzbar werden, wenn der/die Therapeut:in in der Lage ist, sein/ihr Verhalten zu bemerken und entweder selbstständig oder im Rahmen einer Supervision zu deuten und in der Therapie zur Verfügung zu stellen. Bleibt es bei unbewussten und unbemerkten Manifestationen unausgesprochener negativer Affekte, werden die Patient:innen darauf entsprechend reagieren.

Spaltungsbasierte Abwehr bei Bedrohung

Es ist eine Illusion zu glauben, dass Therapeut:innen stets aus guten emotionalen Entwicklungsbedingungen kommen. Eigene emotionale Defizite, vielleicht auch struktureller Natur, müssen dann in einer umfänglichen Selbsterfahrung aufgearbeitet und mentalisiert werden, damit diese nicht zum konstanten Problem in der therapeutischen Beziehung werden. Dies kann gelingen, zumal eigene problematische Kindheitsbedingungen per se kein Hinderungsgrund sind, einen psychotherapeutischen Beruf zu verfolgen, wenn sie hinreichend aufgearbeitet sind.

Problematisch kann es jedoch in Krisen und Belastungssituationen werden: Wenn bei Therapeut:innen eine Neigung zur Verwendung maladaptiver, interpersoneller Abwehrmechanismen zugrunde liegt, laufen sie Gefahr, bei emotionaler Überlastung oder aufgrund eigener früher maligner Beziehungskonstellationen selbst wieder in alte Abwehrmuster zurückzufallen und dem Beziehungskonflikt in der therapeutischen Dyade mit Projektion, Spaltung, Entwertung und Externalisierung zu begegnen. In solchen Fällen sollte eine Supervision aufgesucht werden, da hier die »Klarsicht« des/der Therapeut:in nicht mehr gegeben ist und er/sie Gefahr läuft, den Patient:innen ungewollt Schaden zuzufügen (Smith & Moss, 2009).

Der Mythos, dass Therapeut:innen keine eigenen Probleme haben, weil sie ja alle Theorien und Mechanismen kennen, wird im Volksmund von der Annahme konterkariert, Therapeut:innen ergriffen diesen Beruf, »um sich selbst zu heilen«. Die Wahrheit scheint mir – wie meistens im Leben – irgendwo dazwischen zu liegen: Studien zeigen durchaus, dass Menschen in helfenden Berufen eine Tendenz haben, eigene emotionale Bedürfnisse nachzuholen, sie an anderen abzuarbeiten und dadurch eigene Wunden zu versorgen. Dies ist jedoch nicht zwingend schlecht, sondern erhöht in der Regel ihre Sensibilität für solche Verletzungen und ihre intrinsische Motivation zur Tätigkeit (Zerubavel & Wright, 2012).

Im Laufe des sehr langen Studiums- und Ausbildungsprozesses lernen Therapeut:innen umfangreiches Wissen über psychologische Mechanismen, das ihnen helfen wird, im therapeutischen Prozess, aber sicher auch in manchen privaten Situationen einen reiferen Umgang mit Konfliktthemen zu erlangen. Und auch die Studienlage sieht die therapeutische Verletzlichkeit nicht nur als Schwachstelle, sondern sogar als Chance: Nicht etwa sind diejenigen Therapeut:innen die erfolgreichsten, die eine sichere Bindungsstruktur aufweisen. Ihnen überlegen sind diejenigen, bei denen die Bindungsrepräsentationen (also die Art der Bindungsangstverarbeitung: vermeidend oder verstrickt) zu denen ihrer Patient:innen passen (da so die Ängste authentisch mitgefühlt werden können), wenn der/die Therapeut:in gleichzeitig eine hohe Fähigkeit zur Mentalisierung aufweist. Diese können sie sich im Rahmen ihrer Ausbildung und Selbsterfahrung aneignen.

In jedem Fall sind Therapeut:innen Menschen mit eigenen Vulnerabilitäten, Eigenschaften, Ängsten und Prägungen. Damit diese den therapeutischen Prozess bereichern und nicht stören, sind die Integration von Selbsterfahrung in den Ausbildungsprozess sowie eine laufende, meiner Meinung nach den Ausbildungsprozess überdauernde regelmäßige Supervision unabdingbar und nachweislich ausschlaggebend für den Grad der Verstrickung und die Fähigkeit, diese nutzbar werden zu lassen (Soloski & Deitz, 2016).

Abwehr – eine allzu menschliche Dynamik

Der Begriff »Abwehr« beschreibt eine psychische Funktion, die uns alle betrifft: die Fähigkeit unseres psychischen Apparats, das bewusste Ich vor emotionaler Überforderung, unlösbaren Konflikten oder unerträglichen Zuständen zu schützen. Als solche ist Abwehr stets und in jedem Kontext als *Leistung* des Ichs zu verstehen – auch wenn sie in manchen Fällen hinderlich, dysfunktional und pathologisch werden kann. Das Verständnis von Abwehr als menschlicher Entwicklungsleistung ermöglicht uns Empathie in Momenten, in denen wir ansonsten begriffslos, wütend oder ungeduldig wären. Sie ist das Tor zum Unbewussten, zum Kernaffekt und zur Verletzlichkeit, und manchmal in all ihrer Statik und Verhüllung das Menschlichste, was wir erleben: Es gibt keine menschliche Entwicklung ohne Abwehr und keine Abwehr ohne abgewehrtes Material. Abwehr reflektiert die Bedingungen des Gewordenseins und die Möglichkeiten und Grenzen des Ichs. Sie ist die Negation unseres Seins, das Nichtsein im Werdensprozess, das unliebsam und verhindernd, hinterfragend und bedeutungsvoll ist.

Dabei ist Abwehr kein individueller Prozess, sondern bereits in ihrer Entstehung ein relationaler Akt. Später formuliert Abwehr ein Beziehungsangebot, das Entwicklung und Verbindung ermöglich, wenn ihr im gemeinsamen (therapeutischen) Prozess begegnet und sie mithilfe von Empathie und Wohlwollen überwunden werden kann.

Damit gehört die Abwehr ganz inhärent zu jedem Psychotherapieprozess und ihr Ausbleiben sollte uns hellhörig machen. Auf die Frage »Was tun mit der Abwehr?« gibt es keine eindeutige Antwort. Die Arbeit mit der Abwehr kann im psychotherapeutischen Prozess ihre Stärkung, ihre Labilisierung und ihre Anerkennung bedeuten. Nicht immer kann es das Ziel sein, die Auflösung des neurotischen Konflikts hinter der Abwehr zu vermuten, da die Bewusstwerdung des abgewehrten Materials oftmals tief verängstigend ist – und dennoch unsere Chance, Frieden herzustellen. Die Arbeit mit der Abwehr kann jedoch auch bedeuten, diese als bestmöglichen Versuch zu respektieren und sich für die Begrenztheit des aktuell Möglichen zu entscheiden. In jedem Fall ist das Erkennen von Abwehr und die Erfahrung, dass diese in einer Therapie empathisch als solche gesehen, respektiert und ihre Bedingungen mitgefühlt werden können, der vermutlich erkenntnisreichste, bewegendste und wärmste Moment dieser erstaunlichen Begegnung, in dem der Zauber der Veränderung begründet liegt.

So gibt die Abwehr dem Leben Komplexität und Tiefe, Individualität und Berührung und moderiert die Bedingungen, in denen letztere aushaltbar ist. Sie beschreibt eine psychische Komponente, die wesentlich mit dem, was wir als Charakter verstehen, und unserer Idee von Selbst und Ich – sowohl funktional als auch qualitativ – verknüpft ist. Für unser Verhältnis zu uns selbst, unsere täglichen Beziehungen und für das zentrale Anliegen einer jeden Psychotherapie ist Abwehr daher ubiquitär und omnipräsent – und immer eine Möglichkeit, über sie hinauszuwachsen.

Literatur

Aafjes-Van Doorn, K., Békés, V., Luo, X., Prout, T.A. & Hoffman, L. (2021). What do therapist defense mechanisms have to do with their experience of professional self-doubt and vicarious trauma during the COVID-19 pandemic? *Frontiers in Psychology, 12*, 647503.

Albucher, R.C., Abelson, J.L. & Nesse, R.M. (1998). Defense mechanism changes in successfully treated patients with obsessive-compulsive disorder. *American Journal of Psychiatry, 155*(4), 558–559.

Aldao, A. & Nolen-Hoeksema, S. (2010). Specificity of cognitive emotion regulation strategies: A transdiagnostic examination. *Behaviour research and therapy*, *48*(10), 974–983.

Andrews, G., Singh, M. & Bond, M. (1993). The Defense Style Questionnaire. *Journal of Nervous and mental Disease*.

American Psychiatric Association (APA), (1994). *Diagnostic and Statistical Manual of Mental Disorders: DSM-IV* (4 ed.). Washington D.C.: American Psychiatric Association.

American Psychiatric Association (APA), (2014). *Diagnostisches und statistisches Manual psychischer Störungen–DSM-5®*: Hogrefe Verlag.

Babl, A., grosse Holtforth, M., Perry, J.C., Schneider, N., Dommann, E., Heer, S., … Eggenberg, J. (2019). Comparison and change of defense mechanisms over the course of psychotherapy in patients with depression or anxiety disorder: evidence from a randomized controlled trial. *Journal of affective disorders, 252*, 212–220.

Bach, B. & Simonsen, S. (2021). How does level of personality functioning inform clinical management and treatment? Implications for ICD-11 classification of personality disorder severity. *Current opinion in psychiatry, 34*(1), 54–63.

Benítez Camacho, E., Chávez-León, E., Ontiveros Uribe, M.P., Yunes Jiménez, A. & Náfate López, O. (2010). The levels of psychological functioning of personality and the mechanisms of defense. *Salud mental, 33*(6), 517–526.

Bion, W.R. (1992). *Lernen durch Erfahrung*. Suhrkamp.

Black, S., Hardy, G., Turpin, G. & Parry, G. (2005). Self-reported attachment styles and therapeutic orientation of therapists and their relationship with reported general alliance quality and problems in therapy. *Psychology and Psychotherapy: Theory, Research and Practice, 78*(3), 363–377.

Blanco, C., Kampe, L., Wall, M.M., Liu, S.-M., Wang, S., Caligor, E. & Olfson, M. (2023). Approximating defense mechanisms in a national study of adults: prevalence and correlates with functioning. *Translational Psychiatry, 13*(1), 21.

Blanco, C., Kampe, L., Wall, M.M., Liu, S.-M., Wang, S., Caligor, E. & Olfson, M. (under review). Prevalence and association of defense mechanisms with common psychiatric disorders: A national study.

Bond, M. & Perry, J.C. (2004). Long-Term Changes in Defense Styles with Psychodyanmic Psychotherapy fpr Depressive, Anxiety, and Personality Disorders. *The American Journal of Psychiatry, 161*(9).

Bouchard, G. & Theriault, V.J. (2003). Defense mechanisms and coping strategies in conjugal relationships: An integration. *International Journal of Psychology, 38*(2), 79–90.

Bowins, B. (2010). Personality disorders: A dimensional defense mechanism approach. *American Journal of Psychotherapy, 64*(2), 153–169.

Bowlby, J. (1982 [1969]). *Attachment and loss: Vol. 1. Attachment.* Basic Books.

Bowlby, J. (1973). *Attachment and Loss. Vol. 2. Separation: Anxiety and Anger.* Basic Books.

Bowlby, J. (1980). *Attachment and Loss: Vol. 3. Loss*. Basic Books.

Caesar, L., Bohn, J., Hörz-Sagstetter, S. & Kampe, L. (2025). Interplay of the unconscious: How psychiatric inpatients' defense mechanisms are related to their therapists' countertransference reactions. *Psychoanalytic Psychology, 42*(2), 86.

Caligor, E. & Clarkin, J.F. (2010). An object relations model of personality and personality pathology. In *Psychodynamic psychotherapy for personality disorders: A clinical handbook* (S. 3–35).

Campbell, W.K., Reeder, G.D., Sedikides, C. & Elliot, A.J. (2000). Narcissism and comparative self-enhancement strategies. *Journal of Research in Personality, 34*(3), 329–347.

Campbell, W.K., Rudich, E.A. & Sedikides, C. (2002). Narcissism, self-esteem, and the positivity of self-views: Two portraits of self-love. *Personality and Social Psychology Bulletin, 28*(3), 358–368.

Clarkin, J.F., Caligor, E., Stern, B. & Kernberg, O.F. (2004). *Structured Interview of Personality Organization (STIPO).* [Interview]. New York.

Clarkin, J.F., Levy, K.N., Lenzenweger, M.F. & Kernberg, O.F. (2007). Evaluating three treatments for borderline disorder: A multiwave study. *American Journal of Psychiatry, 164*, 922–928.

Colli, A., Gagliardini, G. & Gullo, S. (2022). Countertransference responses mediate the relationship between patients' overall defense functioning and therapists' interventions. *Psychotherapy research, 32*(1), 32–45.

Colovic, O., Tosevski, D.L., Mladenovic, I.P., Milosavljevic, M. & Munjiza, A. (2016). Defense mechanisms in »pure« anxiety and »pure« depressive disorders. *The Journal of nervous and mental disease, 204*(10), 746–751.

Cramer, P. (1987). The development of defense mechanisms. *Journal of personality, 55*(4), 597–614.

Cramer, P. (1991a). Anger and the use of defense mechanisms. *Journal of Personality, 59*(1), 39–55.

Cramer, P. (1991b). *The development of defense mechanisms*: Springer Verlag.

Cramer, P. (1999). Personality, Personality Disorders, and Defense Mechanisms. *Journal of Personality, 63*(3).

Cramer, P. (2000). Defense mechanisms in psychology today: Further processes for adaptation. *American psychologist, 55*(6), 637.

Cramer, P. (2015a). Defense mechanisms: 40 years of empirical research. *Journal of Personality Assessment, 97*(2), 114–122.

Cramer, P. (2015b). Understanding defense mechanisms. *Psychodynamic psychiatry, 43*(4), 523–552.

Cramer, P. & Gaul, R. (1988). The effects of success and failure on children's use of defense mechanisms. *Journal of Personality, 56*, 729–742.

de Roten, Y., Djillali, S., Crettaz von Roten, F., Despland, J.-N. & Ambresin, G. (2021). Defense mechanisms and treatment response in depressed inpatients. *Frontiers in Psychology, 12*, 633939.

Del Re, A.C., Flückiger, C., Horvath, A.O., Symonds, D. & Wampold, B.E. (2012). Therapist effects in the therapeutic alliance–outcome relationship: A restricted-maximum likelihood meta-analysis. *Clinical psychology review, 32*(7), 642–649.

Despland, J.-N., de Roten, Y., Despars, J., Stigler, M. & Perry, J.C. (2001). Contribution of patient defense mechanisms and therapist interventions to the development of early therapeutic alliance in a brief psychodynamic investigation. *The Journal of psychotherapy practice and research, 10*(3), 155.

Di Giuseppe, M., Aafjes-van Doorn, K., Békés, V., Gorman, B.S., Stukenberg, K. & Waldron, S. (2024). Therapists' defense use impacts their patients' defensive functioning: a systematic case study. *Research in Psychotherapy: Psychopathology, Process, and Outcome, 27*(2).

Di Giuseppe, M. & Perry, J.C. (2021). The hierarchy of defense mechanisms: assessing defensive functioning with the defense mechanisms rating scales Q-sort. *Frontiers in Psychology, 12*.

Di Giuseppe, M., Perry, J.C., Conversano, C., Gelo, O.C.G. & Gennaro, A. (2020). Defense Mechanisms, Gender, and Adaptiveness in Emerging Personality Disorders in Adolescent Outpatients. *The Journal of nervous and mental disease, 208*(12), 933–941.

Dollinger, S. & Cramer, P. (1990). Children's defense responses and emotional upset following a disaster: A projective assessment. *Journal of Personality Assessment, 54*, 236–251.

Ehlers, W. (2014). Abwehrmechanismen. In W. Mertens (Hrsg.), *Handbuch psychoanalytischer Grundbegriffe* (Vol. 4, S. 14–29). Kohlhammer.

Eis, J.L., Laser, L., Sell, C., Klug, G. & Huber, D. (2025). »Wohin mit dem Hass«? Unterschiede im Umgang mit aggressiven Impulsen bei depressiven Patient: innen mit und ohne Persönlichkeitsstörungen. *PTT-Persönlichkeitsstörungen: Theorie und Therapie, 29*(1), 113–128.

Ellison, W.D., Levy, K.N., Cain, N.M., Ansell, E.B. & Pincus, A. (2013). The impact of pathological narcissism on psychotherapy utilization, initial symptom severity, and early-treatment symptom change: A naturalistic investigation. *Journal of Personality Assessment, 95*(3), 291–300.

Euler, S., Babl, A., Dommann, E., Stalujanis, E., Labrish, C., Kramer, U. & McMain, S. (2024). Maladaptive defense mechanisms moderate treatment outcome in 6 months versus 12 months dialectical-behavior therapy for borderline personality disorder. *Psychotherapy research, 35*(4), 1–17.

Euler, S., Stalujanis, E., Allenbach, G., Kolly, S., De Roten, Y., Despland, J.-N.

& Kramer, U. (2019). Dialectical behavior therapy skills training affects defense mechanisms in borderline personality disorder: An integrative approach of mechanisms in psychotherapy. *Psychotherapy research, 29*(8), 1074–1085.

Fauth, J. & Williams, E.N. (2005). The in-session self-awareness of therapist-trainees: Hindering or helpful? *Journal of Counseling Psychology, 52*(3), 443.

Fenichel, O. (1945). Neurotic acting out. *The Psychoanalytic Review (1913–1957), 32*, 197.

Folkman, S. & Moskowitz, J.T. (2004). Coping: Pitfalls and promise. *Annu. Rev. Psychol., 55*(1), 745–774.

Foster, J.D., Shrira, I. & Campbell, W.K. (2006). Theoretical models of narcissism, sexuality, and relationship commitment. *Journal of social and Personál Relationships, 23*(3), 367–386.

Freud, A. (1992 [1936]). *The ego and the mechanisms of defence*. Karnac Books (Reprint der Originalausgabe von 1936)

Freud, S. (1914). *Über den Widerstand gegen die Behandlung*. In GW VIII.

Freud, S. (1926). *Hemmung, Symptom und Angst*. In GW XIV.

Freud, S. (1923). *Das Ich und das Es*. Sigmund Freud Studienausgabe, 3, 273–330. Fischer.

Freud, S. (1894). *Die Abwehr-Neuropsychosen*. In GW I, 45–68.

Geiser, F., Schulz-Werner, A., Imbierowicz, K., Conrad, R. & Liedtke, R. (2003). Impact of the turning-against-self defense mechanism on the process and outcome of inpatient psychotherapy. *Psychotherapy research, 13*(3), 355–370.

Gelso, C. (2007). Countertransference and the therapist's inner experience: Perils and possibilities. In: Lawrence Erlbaum Associates Publishers.

George, C., Kaplan, N. & Main, M. (1985). Adult Attachment interview. *Unpublished Manuscript, Berkeley, California.*

Grabhorn, R., Kaufhold, J., Burkhardt, M., Kernhof, K., Overbeck, G. & Gitzinger, I. (2002). Gruppenkohäsion und Abwehrverhalten im Verlauf stationärer Gruppentherapien. *PPmP-Psychotherapie· Psychosomatik· Medizinische Psychologie, 52*(6), 275–281.

Haan, N. (1977). *Coping and defense: Processes of self-environment organization*. Academic Press.

Hayes, J.A., Gelso, C.J. & Hummel, A.M. (2011). Managing countertransference. *Psychotherapy, 48*(1), 88.

Heigl-Evers, A. & Heigl, F. (1988). Zum Prinzip »Antwort« in der psychoanalytischen Therapie. *Aktuelle Themen der Psychoanalyse*, 85–97.

Heldt, E., Blaya, C., Kipper, L., Salum, G.A., Otto, M.W. & Manfro, G.G. (2007). Defense mechanisms after brief cognitive-behavior group therapy for panic disorder: One-year follow-up. *The Journal of nervous and mental disease, 195*(6), 540–543.

Helge Rønnestad, M. & Ladany, N. (2006). The impact of psychotherapy training: Introduction to the special section. *Psychotherapy research, 16*(3), 261–267.

Hill, R., Tasca, G.A., Presniak, M., Francis, K., Palardy, M., Grenon, R., … Bissada, H. (2015). Changes in defense mechanism functioning during group therapy for binge-eating disorder. *Psychiatry, 78*(1), 75–88.

Holi, M.M., Sammallahti, P.R. & Aalberg, V.A. (1999). Defense styles explain psychiatric symptoms: An empirical study. *Journal of Nervous and Mental Disease, 187*(11), 654–660.

Hörz-Sagstetter, S. & Kampe, L. (2021). Komorbidität bei Narzissmus. In S. Doering, H.-P. Hartmann & O.F. Kernberg (Hrsg.), *Handbuch Narzissmus*. Schattauer.

Hyphantis, T.N., Tomenson, B., Bai, M., Tsianos, E., Mavreas, V. & Creed, F. (2010). Psychological distress, somatization, and defense mechanisms associated with quality of life in inflammatory bowel disease patients. *Digestive diseases and sciences, 55*, 724–732.

Kampe, L., Bohn, J., Remmers, C., Caesar, L., Schnabel, K., Heitmann, I. & Hörz-Sagstetter, S. (2024). Fragebogen zur Empirischen Untersuchung von Abwehrmechanismen (FEUA). *Zeitschrift für Psychosomatische Medizin und Psychotherapie, 21,* 21.

Kampe, L., Bohn, J., Remmers, C. & Hörz-Sagstetter, S. (2021). It's not that great anymore: The central role of defense mechanisms in grandiose and vulnerable narcissism. *Frontiers in Psychiatry, 12*, 596.

Kampe, L. & Buchheim, A. (2023). Meine Mutter war liebevoll, fürsorglich und nett! Sprache als zentrales Element in der Bindungsdiagnostik und ihre Relevanz für die Psychotherapieprozessforschung. *Psychotherapie Forum. 27*(3), 77–86.

Kampe, L., Hörz-Sagstetter, S., Bohn, J. & Remmers, C. (2024). How personality functioning relates to psychological distress and behavioral attitudes during the Covid-19 pandemic. *European Archives of Psychiatry and Clinical Neuroscience*, 1–14.

Kampe, L., Zimmermann, J., Bender, D., Caligor, E., Borowski, A.-L., Ehrenthal, J.C., … Hörz-Sagstetter, S. (2018). Comparison of the Structured DSM–5 Clinical Interview for the Level of Personality Functioning Scale With the Structured Interview of Personality Organization. *Journal of Personality Assessment, 100*(6), 642–649.

Kampe, L. (2025). Abwehr in der Diagnostik der Persönlichkeitsstörungen: Von einer unmöglichen Notwendigkeit. *PTT-Persönlichkeitsstörungen: Theorie und Therapie*, *29*(1), 7–22.

Kernberg, O.F. (1967). Borderline personality organization. *Journal of the American Psychoanalytic Association, 15*(3), 641–685.

Kernberg, O.F. (1975). *Borderline conditions and pathological narcissism*. Aronson.

Kernberg, O.F. (1992). *Schwere Persönlichkeitsstörungen: Theorie, Diagnose, Behandlungsstrategien*. Klett-Cotta.

Kernberg, O.F. (2007). The almost untreatable narcissistic patient. *Journal of the American Psychoanalytic Association, 55*(2), 503–539.

Kernberg, O.F. (2015). Narcissistic defenses in the distortion of free association and their underlying anxieties. *The Psychoanalytic quarterly, 84*(3), 625–642.

Kramer, U., Despland, J.N., Michel, L., Drapeau, M. & de Roten, Y. (2010). Change in defense mechanisms and coping over the course of short-term dynamic psychotherapy for adjustment disorder. *Journal of clinical psychology, 66*(12), 1232–1241.

König, K. (2007). *Abwehrmechanismen*. Vandenhoeck & Ruprecht.

König, K. (1995). Die Fixierung in der Dyade. In *Teil 1 Konflikte in der*

Triade; Teil 2 Spielregeln in der Psychotherapie; Teil 3 Weiterbildungsforschung und Evaluation, (S. 39–49). Springer.

Lingiardi, V., Lonati, C., Delucchi, F., Fossati, A., Vanzulli, L. & Maffei, C. (1999). Defense Mechanisms and Personality Disorders. *The Journal of nervous and mental disease, 187*(4), 224–228.

Little, R. (2006). Treatment considerations when working with pathological narcissism. *Transactional Analysis Journal, 36*(4), 303–317.

Löffler-Stastka, H. & Grassl, R. (2006). Deutsche Version des Countertransference Questionnaires.

Maryam, F., Mohammadi, N., Rahimi, C. & Hadianfard, H. (2013). The relationship between personality organization and defense mechanisms. *Journal of Psychology, 17*(1), 18–32.

Mentzos, S. (2017). *Lehrbuch der Psychodynamik: Die Funktion der Dysfunktionalität psychischer Störungen*. Vandenhoeck & Ruprecht.

Mentzos, S. (1984). Deskriptive und psychodynamische Definition sowie Differentialdiagnostik manifester Angstzustände. In Mentzos, S.(Hrsg.), *Angstneurose. Psychodynamische und psychotherapeutische Aspekte* (S. 11–24). Fischer.

Mikulincer, M., Shaver, P.R., Cassidy, J. & Berant, E. (2009). Attachment-related defensive processes. In J.H. Obegi & E. Berant (Hrsg.), *Attachment theory and research in clinical work with adults* (S. 293–327). Guilford Press.

Miller, J.D., Lynam, D.R. & Campbell, W.K. (2016). Measures of narcissism and their relations to DSM-5 pathological traits: A critical reappraisal. *Assessment, 23*(1), 3–9.

Morf, C.C. & Rhodewalt, F. (2001). Unraveling the paradoxes of narcissism: A dynamic self-regulatory processing model. *Psychological inquiry, 12*(4), 177–196.

Norcross, J.C. (Hrsg.). (2011). *Psychotherapy relationships that work: Evidence-based responsiveness*. Oxford University Press.

OPD, A. (2023). *OPD-3-Operationalisierte Psychodynamische Diagnostik: Das Manual für Diagnostik und Therapieplanung*. Hogrefe.

Perry, J.C. & Bond, M. (2012). Change in defense mechanisms during long-term dynamic psychotherapy and five-year outcome. *American Journal of Psychiatry, 169*(9), 916–925.

Perry, J.C. & Bond, M. (2017). Addressing defenses in psychotherapy to improve adaptation. *Psychoanalytic Inquiry, 37*(3), 153–166.

Perry, J.C. & Cooper, S.H. (1989). An empirical study of defense mechanisms: I. Clinical interview and life vignette ratings. *Archives of General Psychiatry, 46*(5), 444–452.

Perry, J.C., Presniak, M.D. & Olson, T.R. (2013). Defense mechanisms in schizotypal, borderline, antisocial, and narcissistic personality disorders. *Psychiatry: Interpersonal & Biological Processes, 76*(1), 32–52.

Pilkington, P.D., Spicer, L. & Wilson, M. (2022). Schema therapists' perceptions of the influence of their early maladaptive schemas on therapy. *Psychotherapy research, 32*(7), 833–846.

Porcerelli, J.H., Cogan, R., Markova, T., Miller, K. & Mickens, L. (2011). The diagnostic and statistical manual of mental disorders, defensive functioning scale: A validity study. *Comprehensive Psychiatry, 52*(2), 225–230.

Prout, T.A., Di Giuseppe, M., Zilcha-Mano, S., Perry, J.C. & Conversano, C.

(2022). Psychometric properties of the Defense Mechanisms Rating Scales-Self-Report-30 (DMRS-SR-30): Internal consistency, validity and factor structure. *Journal of Personality Assessment, 104*(6), 833–843.

Prout, T.A., Malone, A., Rice, T. & Hoffman, L. (2019). Resilience, defense mechanisms, and implicit emotion regulation in psychodynamic child psychotherapy. *Journal of contemporary psychotherapy, 49*(4), 235–244.

Racker, H. (1968). Considerations on the theory of transference. In *Transference and countertransference* (S. 71–78).

Remmers, C., Bohn, J., Hörz-Sagstetter, S. & Kampe, L. (2023). Preliminary findings on the associations between defense mechanisms and implicit versus explicit negative affect. *Psychoanalytic Psychology*, *40*(4), 270.

Rudolf, G. (2004). Störungsbezogene Ergebnisse psychodynamisch-stationärer Psychotherapie. *Zeitschrift für Psychosomatische Medizin und Psychotherapie*, *50*(1), 37–52.

Safran, J.D., Muran, J.C. & Eubanks-Carter, C. (2011). Repairing alliance ruptures. *Psychotherapy*, *48*(1), 80.

Sala, M.N., Testa, S., Pons, F. & Molina, P. (2015). Emotion regulation and defense mechanisms. *Journal of Individual Differences, 36*(1), 19–29.

Sandstorm, M. & Cramer, P. (2003). Girls' use of defense mechanisms following peer rejection. *Journal of Personality Assessment, 71*, 411–420.

Schauenburg, H., Willenborg, V., Sammet, I. & Ehrenthal, J.C. (2007). Self-reported defence mechanisms as an outcome measure in psychotherapy: A study on the German version of the Defence Style Questionnaire DSQ 40. *Psychology and Psychotherapy: Theory, Research and Practice, 80*(3), 355–366.

Schermer, J.A., Martin, R.A., Martin, N.G., Lynskey, M.T., Trull, T.J. & Vernon, P.A. (2015). Humor styles and borderline personality. *Personality and Individual Differences, 87*, 158–161.

Schneider-Heine & Kampe, 2025. *Abwehr und Widerstand.* In A, Gumz & S. Hörz-Sagstetter (Hrsg.), *Psychodynamische Psychotherapie in der Praxis.* Beltz Verlag.

Shanafelt, T.D., Hasan, O., Dyrbye, L.N., Sinsky, C., Satele, D., Sloan, J. & West, C.P. (2015). *Changes in burnout and satisfaction with work-life balance in physicians and the general US working population between 2011 and 2014.* Paper presented at the Mayo clinic proceedings.

Seiffge-Krenke, I. (2017). *Widerstand, Abwehr und Bewältigung.* Vandenhoeck & Ruprecht.

Smith, P.L. & Moss, S.B. (2009). Psychologist impairment: What is it, how can it be prevented, and what can be done to address it? *Clinical Psychology: Science and Practice, 16*(1), 1.

Soloski, K.L. & Deitz, S.L. (2016). Managing emotional responses in therapy: An adapted EFT supervision approach. *Contemporary Family Therapy, 38*, 361–372.

Tedeschi, R.G. & Calhoun, L.G. (2004). Posttraumatic growth: conceptual foundations and empirical evidence. *Psychological inquiry, 15*(1), 1–18.

Thanbichler, E., Evers, O., Möller, H. & Taubner, S. (2021). Entwicklung von

Affiliation während der Psychotherapieausbildung. *Psychotherapeut, 66*(6), 524–532.

Tyrer, P., Crawford, M., Mulder, R., Blashfield, R., Farnam, A., Fossati, A., … Ndetei, D. (2011). The rationale for the reclassification of personality disorder in the 11th revision of the International Classification of Diseases (ICD-11). *Personality and Mental Health, 5*(4), 246–259.

Vaillant, G.E. (1971). Theoretical hierarchy of adaptive ego mechanisms: A 30-year follow-up of 30 men selected for psychological health. *Archives of General Psychiatry, 24*(2), 107–118.

Vaillant, G.E. (1995). *Adaptation to life*. Harvard University Press.

Vaillant, G.E., Bond, M. & Vaillant, C.O. (1986). An empirically validated hierarchy of defense mechanisms. *Archives of General Psychiatry, 43*(8), 786–794.

Van der Hart, O., Nijenhuis, E.R. & Steele, K. (2008). *Das verfolgte Selbst: strukturelle Dissoziation und die Behandlung chronischer Traumatisierung*. Junfermann.

Wang, L., Yin, Y., Bian, Q., Zhou, Y., Huang, J., Zhang, P., … Luo, X. (2020). Immature defense mechanisms mediate the relationship between childhood trauma and onset of bipolar disorder. *Journal of affective disorders, 278*, 672–677.

Weltgesundheitsorganisation (WHO). (1993). *Internationale Klassifikation psychischer Störungen: ICD-10 Kapitel V (F) – Klinisch-diagnostische Leitlinien*. Verlag Hans Huber.

Wöller, W. (2022). *Psychodynamische Psychotherapie: Lehrbuch der ressourcenorientierten Praxis*. Klett-Cotta.

Yeomans, F.E., Clarkin, J.F. & Kernberg, O.F. (2015). *Transference-focused psychotherapy for borderline personality disorder: A clinical guide*. American Psychiatric Publishing.

Zerubavel, N. & Wright, M.O.D. (2012). The dilemma of the wounded healer. *Psychotherapy, 49*(4), 482.

Zimmermann, J., Kerber, A., Rek, K., Hopwood, C.J. & Krueger, R.F. (2019). A brief but comprehensive review of research on the Alternative DSM-5 Model for Personality Disorders. *Current psychiatry reports, 21*(9), 92.

Psychosozial-Verlag

Susanne Döll-Hentschker

Transgenerationalität

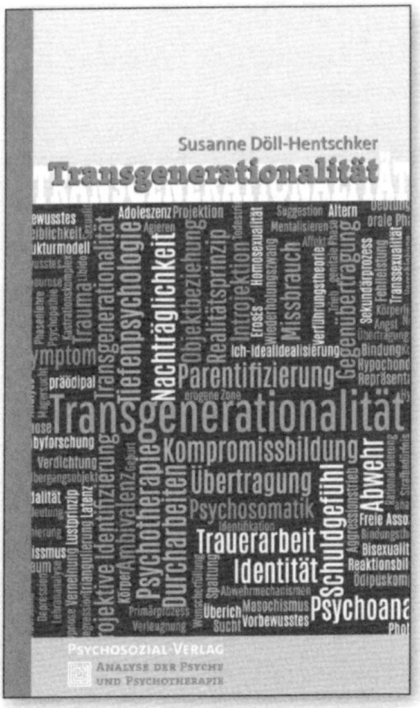

2025 · 142 Seiten · Broschur
ISBN 978-3-8379-3202-7

- **Eine umfassende, komprimierte Übersicht**
- **Präsentiert die effektivsten Hilfsangebote, um die Weitergabe von Traumata zu reduzieren**

Transgenerationalität bezeichnet in der Psychoanalyse die unbewusste Weitergabe meist unverarbeiteter Traumata oder belastender Ereignisse an die nächste Generation. Susanne Döll-Hentschker bietet eine umfassende, komprimierte Übersicht über das Thema.

Die Autorin zeichnet die historische Entwicklung des Konzepts nach, das als Phänomen erstmals bei Nachfahren von Holocaust-Überlebenden beobachtet und erforscht wurde. In der Folge hat das Wissen um transgenerationale Weitergaben von Traumata und ihre möglichen Mechanismen auch den Blick erweitert, wenn es um psychische Krankheiten der Eltern, um Vernachlässigung und Gewalt, um Missbrauch von Kindern oder auch um Krieg und Folter geht. Anhand klinischer Fallbeispiele zeigt die Autorin, wie transgenerationale Phänomene in der Psychotherapie thematisiert und bearbeitet werden können. Darüber hinaus macht sie deutlich, dass der Arbeit mit betroffenen Familien eine wichtige Bedeutung zukommt, um die Weitergaben zu reduzieren oder zu unterbrechen.

Walltorstr. 10 · 35390 Gießen · Tel. 0641-969978-18 · Fax 0641-969978-19
bestellung@psychosozial-verlag.de · www.psychosozial-verlag.de